中国医学临床百家

陈敏山 / 著

肝癌多学科治疗
陈敏山 2019 观点

科学技术文献出版社
SCIENTIFIC AND TECHNICAL DOCUMENTATION PRESS

·北京·

图书在版编目（CIP）数据

肝癌多学科治疗陈敏山2019观点 / 陈敏山著. —北京：科学技术文献出版社，2019.1

ISBN 978-7-5189-4959-5

Ⅰ.①肝…　Ⅱ.①陈…　Ⅲ.①肝癌—治疗　Ⅳ.① R735.705

中国版本图书馆 CIP 数据核字（2018）第 273088 号

肝癌多学科治疗陈敏山2019观点

策划编辑：彭　玉　　责任编辑：彭　玉　　责任校对：文　浩　　责任出版：张志平	

出　版　者	科学技术文献出版社
地　　　址	北京市复兴路15号　　邮编　100038
编　务　部	(010) 58882938，58882087（传真）
发　行　部	(010) 58882868，58882870（传真）
邮　购　部	(010) 58882873
官 方 网 址	www.stdp.com.cn
发　行　者	科学技术文献出版社发行　全国各地新华书店经销
印　刷　者	北京虎彩文化传播有限公司
版　　　次	2019 年 1 月第 1 版　2019 年 1 月第 1 次印刷
开　　　本	710×1000　1/16
字　　　数	107千
印　　　张	12
书　　　号	ISBN 978-7-5189-4959-5
定　　　价	98.00元

序
Foreword

韩启德

　　欧洲文艺复兴后，以维萨利发表《人体构造》为标志，现代医学不断发展，特别是从 19 世纪末开始，随着科学技术成果大量应用于医学，现代医学发展日新月异，发生了根本性的变化。

　　在过去的一个世纪里，我国现代化进程加快，现代医学也急起直追。但由于启程晚，经济社会发展落后，在相当长的时期里，我国的现代医学远远落后于发达国家。记得 20 世纪 50 年代，我虽然生活在上海这个最发达的城市里，但是母亲做子宫切除术还要到全市最高级的医院才能完成；我患猩红热继发严重风湿性心包炎，只在最严重昏迷时用过一点青霉素。20世纪60—70年代，我从上海第一医学院毕业后到陕西农村基层工作，在很多时候还只能靠"一根针，一把草"治病。但是改革开放仅仅30多年，我国现代医学的发展水平已经接近发达国家。可以说，世界上所有先进的诊疗方法，中国的医生都能做，有的还做得更好。更为可喜的是，近年来我国医学界开始取得越来越多的原创性成果，在某些点上已经处于世界领先地位。中国医生已经不再盲从发达国家的疾病诊疗指南，而能根据我们自己的经验和发现，根据我国自己的实际情况制定临床标准和规范。我们越来越有自己的东西了。

要把我们"自己的东西"扩展开来，要获得越来越多"自己的东西"，就必须加强学术交流。我们一直非常重视与国外的学术交流，第一时间掌握国外学术动向，越来越多地参与国际学术会议，有了"自己的东西"也总是要在国外著名刊物去发表。但与此同时，我们更需要重视国内的学术交流，第一时间把自己的创新成果和可贵的经验传播给国内同行，不仅为加强学术互动，促进学术发展，更为学术成果的推广和应用，推动我国医学事业发展。

我国医学发展很不平衡，经济发达地区与落后地区之间差别巨大，先进医疗技术往往只有在大城市、大医院才能开展。在这种情况下，更需要采取有效方式，把现代医学的最新进展以及我国自己的研究成果和先进经验广泛传播开去。

基于以上考虑，科学技术文献出版社精心策划出版《中国医学临床百家》丛书。每本书涵盖一种或一类疾病，由该疾病领域领军专家撰写，重点介绍学术发展历史和最新研究进展，并提供具体临床实践指导。临床疾病上千种，丛书拟以每年百种以上规模持续出版，高时效性地整体展示我国临床研究和实践的最高水平，不能不说是一个重大和艰难的任务。

我浏览了丛书中已经完稿的几本书，感觉都写得很好，既全面阐述有关疾病的基本知识及其来龙去脉，又介绍疾病的最新进展，包括笔者本人及其团队的创新性观点和临床经验，学风严谨，内容深入浅出。相信每一本都保持这样质量的书定会受到医学界的欢迎，成为我国又一项成功的优秀出版工程。

《中国医学临床百家》丛书出版工程的启动，是我国现代医学百年进步的标志，也必将对我国临床医学发展起到积极的推动作用。衷心希望《中国医学临床百家》丛书的出版取得圆满成功！

是为序。

作者简介
Author introduction

陈敏山，教授，主任医师，博士生导师。现为中山大学肿瘤防治中心肝胆胰科主任，中山大学肝癌研究所所长，中国抗癌协会肝癌专业委员会候任主任委员，中国临床肿瘤学会（CSCO）肝癌工作委员会副主任委员，中国医师协会肝癌专业委员会副主任委员，广东省医学会肝癌分会主任委员，广东省抗癌协会肝癌专业委员会名誉主任委员，广东省医师协会肝胆外科医师工作委员会副主任委员，中华医学会外科学分会肝脏外科学组委员，中华医学会肝病学分会肝癌学组委员，中华医学会肿瘤学分会肝癌学组委员，香港中文大学求佳外科客座教授。

从事肝癌临床和研究工作 30 年，临床上以外科为主，熟悉和掌握肝癌其他多种治疗手段，并积极推广肝癌的多学科（multidisciplinary therapy，MDT）综合治疗。在肝癌切除术、血管介入治疗（如 TACE）和射频治疗领域有着数千例以上的临床经验，并掌握肝癌的肝脏移植、放疗、化疗、生物免疫治疗、靶向药物治疗等多种方法。可独立完成难度较大的手术如：巨大肝癌切除术、肝中央型肝癌切除术、肝尾状叶肝癌切除术、腹腔镜肝切除术、机器人辅助肝癌切除术、胰十二指肠切除术、射频消融治疗、TACE 等。

学术主攻和重点研究方向是小肝癌的射频消融治疗和肝癌的多学科综合治疗。长期致力于小肝癌微创治疗的多学科治疗研究，2006 年国际上首个射频消融对比手术切除治疗小肝癌的 RCT 研究发表在《*Annals of Surgery*》杂志，研究结果备受国内外学者关注。据 Google Scholar 查询，该文至 2018 年 6 月已被引用 1171 次。

共发表肝癌研究论文 162 篇，2014 年至 2017 年连续四年名列爱思唯尔（Elsevier）中国高被引学者（Most Cited Chinese Researchers）榜单；共有 6 篇临床研究论文（第 176、181、186、256、259、264 篇参考文献）被美国 NCCN 指南（NCCN Clinical Practice Guidelines in Oncology）2015 年和 2016 年"肝癌"部分所引用。2010 年受中国抗癌协会肝癌专业委员会、中国抗癌协会临床肿瘤学协作专业委员会（CSCO）和中华医学会肝病学分会肝癌学组委托，执笔制定了以射频消融为模板的《肝癌局部消融治疗规范的专家共识》，并在国内 6 个杂志中刊登发表。同时，参与了《原发性肝癌规范化诊治专家共识》和卫生部《原发性肝癌诊疗规范（2011 年版）》的制定，为射频治疗肝癌在全国的推广和规范化做出了很大贡献。近年来致力于推动肝癌MDT团队建立和多学科联合治疗，在国内多个学术专题会议上倡议建立肝癌的MDT团队及开展肝癌的多学科联合治疗，并于2013年依托广东省抗癌协会肝癌专业委员会、广东省医学会肝胆胰外科学分会主持撰写并发表了《肝癌多学科联合治疗策略与方法——广东专家共识》（《中国实用外科杂志》，2014年）和《肝细胞肝癌合并门静脉癌栓多学科团队综合治疗广东专家共识（2015版）》（《中华消化外科杂志》，2015年）。

主持国家级、省市级等科研基金数十项，作为全球Steering Committee Member、全国PI（研究员）和PI参与了多个肝癌横向课题的研究。2016年作为第一完成人的研究课题"肝癌的多学科治疗策略与优化与应用"获得广东省科学技术一等奖。2009年获卫生部授予"全国医药卫生系统先进个人"荣誉称号。2011年获广东省柯麟医学教育基金会的"柯麟医学奖"，4次获得中山大学附属肿瘤医院的年度"优秀科主任"奖。并被评选为2014年首届"中山大学名医"、2015年度"岭南名医"。2013年、2014年和2015—2016年连续3次入选《中国名医百强榜》肝脏肿瘤外科TOP10Dr。2017年被评为首届"广东好医生"。

其他社会兼职有：中国医师协会外科医师分会肝脏外科医师委员会常务委员，中国医疗保健国际交流促进会结直肠癌肝转移治疗专业委员会副主任委员，广东省医学会肝胆胰外科学分会委员，广东省医师协会理事及组织委员，广东省肝脏病学会常务理事，广东省收藏家协会会员，中山医科大学校友会会长。

前 言

Preface

肝癌是全球最常见的恶性肿瘤之一，其发病率与死亡率接近 1：1，居所有癌症之首，故有"癌中之王"称号，严重危害人类的生命健康。据世界卫生组织公布，2012 年全世界新发肝癌达 782 500 例，而因肝癌死亡病例则达到 745 500 例。肝癌在恶性肿瘤中的发病率排名第六，而死亡率排名第三。

中国是肝病大国，同时也是肝癌大国。世界范围内发生肝癌的病例和因肝癌而死亡的病例中有 50% 都在中国。肝癌已经占据了国内肿瘤总体发病率的 9.59%，位列我国恶性肿瘤发病率的第三位，仅次于肺癌和胃癌。而在肿瘤相关死亡率中高居第二位。

原发性肝癌分为肝细胞癌（以下简称"肝癌"）和胆管癌，而以肝癌为主，占 90% 以上，其主要病因是乙型肝炎病毒感染。婴幼儿接种乙肝疫苗是预防肝癌发生的最重要手段。中国内地是从 1993 年开始实施了婴幼儿乙肝疫苗的强制接种，考虑到我国肝癌发病的中位年龄大约 54 岁，因此，估计至少需要等到 2040 年左右才可能看到乙肝疫苗接种引起的肝癌发病率下降。近年，肝胆管细胞癌的发病率有上升的趋势，需引起注意。

　　肝癌的临床诊断依赖于肝病背景、甲胎蛋白水平与影像学检查结果。依据肝病背景、甲胎蛋白水平与影像学检查结果所作出的肝癌临床诊断有较高的病理符合率。因此，国内外均认可肝癌的临床诊断，如果临床符合肝癌的临床诊断标准，病理诊断并非是必不可少的。

　　由于大多数肝癌是在肝炎肝硬化基础上发生，因此，有无肝炎病毒感染和肝炎肝硬化的肝病背景亦是肝癌临床诊断的一个重要依据。甲胎蛋白是目前最好的癌症标志物，AFP 阳性（大于 $400\mu g/L$）则肝癌的可能性极大；但 AFP 阴性不能排除肝癌的可能，而需要结合影像学诊断。影像学诊断方法主要指：动态增强 MRI、动态增强 CT、超声造影及普美显动态增强 MRI 四项检查。而 MRI（特别是普美显动态增强 MRI）软组织分辨率高，通过综合多序列成像特点，以及结合功能与代谢综合成像特征，可显著提高肝癌的检出率，是目前最精准的肝癌影像学诊断方法。PET/CT 并非肝癌的标准诊断方法。

　　有计划地针对肝癌高危人群的定期筛查是小肝癌早期发现、早期诊断的重要途径，也是提高肝癌整体疗效的关键。在我国主要是针对乙型肝炎病毒表面抗原（hepatitis B surface antigen，HBsAg）阳性的人群，要求其至少每 6 个月做 1 次超声联合 AFP 的定期检查。

　　目前可应用的肝癌治疗方法众多，根治性治疗手段包括肝脏移植、肝切除术和射频为代表的消融治疗，其他治疗手段有肝动脉栓塞化疗、放疗、靶向药物治疗、生物免疫治疗等。肝癌的治疗方法虽然众多，但每种都有其优势和不足。肝移植虽可最大限度切除肿瘤并根除伴随的基础肝病，但供体的短缺是制约其开展的瓶颈；肝切除术是根治性治疗的标准方法，最常用，可切除肿瘤及一定范围内的微转移灶，提供根治的机会，但仍存在较高发生率的残余肝脏转移和多中心起源复发的问题；局部消融虽具有微创及最大限度保留正常肝脏的优势，仅对小肝癌有较好的治疗效果，并受消融范围限制和操作者技术水平的影响，局部复发率仍然较高；国内应用最多的介入治疗（肝动脉栓塞化疗）是不能手术切除的中晚期肝癌的主要治疗方法，却大多难以使肿瘤完全坏死，多需联合其他治疗方法；放射治疗技术发展迅速，对肝癌的治疗应用越来越多，有待更多的临床证据。

药物治疗是提高中晚期肝癌治疗效果的最主要方法。肝癌早期多属于局部病变，通过外科切除和消融治疗可达到根治。然而，中晚期肝癌是全身性病变，单一的手术治疗往往不能解决问题，且部分患者术后还会出现复发转移，在这种情况下，药物治疗就非常重要，是整体提高肝癌治疗效果的关键。近年肝癌的靶向药物治疗出现了重大进展，改变了以往仅有索拉非尼一药可治的局面，仑伐替尼、PD-1/PD-L1类药物先后被证实在肝癌治疗中的有效性，药物的联合治疗也显示出较好的前景。

特别需要注意的是，肝癌的发生多数经历了慢性肝炎、肝硬化的过程，患者往往存在慢性肝炎、肝硬化和肝癌"一人三病"的状况，影响和制约着肝癌的治疗，如果治疗过程中肝功能受到损害而致肝功能不全，则难以继续进行抗肿瘤治疗，并导致预后不良。因此，如何根据患者的个体条件选择合理有效的治疗方法并注意肝功能的保护是治疗是否成功的关键。

最为重要的是，肝癌往往是单一治疗难以解决的，需要多个方法、多个学科合作，才能充分发挥各种治疗手段的优势，取长补短，让患者获得最理想的疗效。因此，肝癌多学科团队的建立与肝癌的联合治疗非常重要，亦是改善患者预后的重要手段。

本书凝聚了笔者30年肝癌多学科综合治疗的经验，是笔者30年临床工作的心得和积累，融合了肝癌各个诊疗领域的最新动态，适合广大从事肝癌治疗、研究的同行们阅读和参考，并在临床实践中举一反三，具有较高的参考价值。

陈敏山

目 录
Contents

肝癌的流行病学

1. 中国是肝癌大国

据统计，2012 年全世界肝癌新发病例约为 782 500 例，列所有恶性肿瘤的第六位。肝癌的发病率和死亡率存在明显的地理差异，不同国家、地区间肝癌的发病情况不尽相同。在全球范围内，肝癌多见于东南亚、西太平洋地区和西非撒哈拉沙漠以南地区，这些高发区肝癌发病率普遍高于 30/10 万。男性发病率最高的是非洲的莫桑比克，高达 103.8/10 万；而低流行区域如澳洲、北美、东欧等地区，肝癌发病率稳定在 5/10 万以下（图 1）。GLOBOCAN 估计 2012 年肝癌的世界标准化发病率为 10.1/10 万，同期我国年龄标准化发病率（age-standardized incidence rates，ASIRs）为 22.3/10 万，分别是世界、发达地区和亚洲的 2.21、4.13 和 1.68 倍。根据 2014 年全国肿瘤登记中心资料显示，我国 ASIRs 为 21.35/10 万，同样显著高于同期全球平均水平。

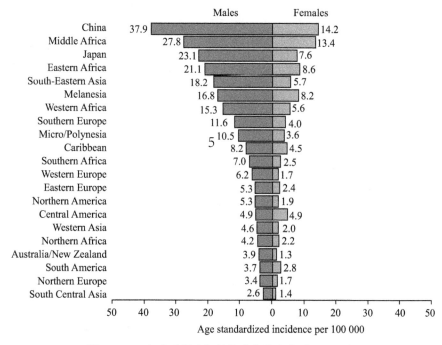

图 1　2002 年全球肝癌年龄标准化发病率（1/10 万）

中国肝癌形势非常严峻，2015 年的最新统计数据每年新发病例约 46.6 万，死亡 42.2 万，均占全世界总数的 50% 以上。肝癌已经占据了国内肿瘤总体发病率的 9.59%，位列我国恶性肿瘤发病率的第三位。仅次于肺癌和胃癌，并且在肿瘤相关死亡率中高居第二位。根据 1998—2002 年全国 30 个市、县的肿瘤登记资料，目前我国肝癌前 3 位高发区男性依次为江苏启东、江苏海门和广西扶绥；女性依次为江苏启东、江苏海门和四川盐亭。

肝癌在我国的分布呈现出性别、年龄以及地区差异。①性别分布主要表现为男性多于女性，男性肝癌发病率为 12.72%，位于男性全部肿瘤发病率的第三位；而女性肝癌发病率为 5.68%，处于女性全部肿瘤发病率的第七位。②从年龄结构上看，肝癌在男性中主要的发病年龄组为 15～44 岁、45～59 岁及 60～79 岁，分别占该年龄组全部肿瘤的 19.61%、17.84% 和 10.44%；女性肝癌发病年龄主要集中在 60～79 岁及 80 岁以上，分别占该年龄组全部肿瘤的 7.06% 和 9.84%。③从发病的地区分布上看，沿海（如江苏、上海、福建、广东、广西等省市）高于内陆；东南沿海、江河海口或岛屿又高于沿海其他地区；农村肝癌死亡率略高于城市；高发地区气候具有温暖、潮湿、多雨等特点。

（张耀军　潘扬勋　整理）

2. 肝癌发病率近 40 年内仍不会明显下降

（1）肝癌的发病原因

肝癌的病因和发病机制尚未完全明确，可能与多种致病因素的综合作用有关。而在众多的致病因素中，由肝炎病毒（乙型病毒性肝炎、丙型病毒性肝炎）及黄曲霉毒素（aflatoxins，AFT）引起的慢性肝炎，导致肝硬化，最终诱发肝癌的"肝炎－肝硬化－肝癌"通路是目前较为公认的病因。

目前，已证明与肝癌有关的肝炎病毒主要为乙型肝炎病毒（hepatitis B virus，HBV）及丙型肝炎病毒（hepatitis C virus，HCV）。HBV 感染多见于我国、东南亚和热带非洲，而 HCV 感染则多见于发达国家，如日本、德国、法国和意大利等。世界卫生组织（WHO）早在 1983 年和 1987 年已将 HBV 感染列为肝硬化及肝癌的重要病因。

肝癌是 HBV 感染持续数十年后最终导致的结局。研究发现，绝大多数 HBV 的慢性持续感染者肝组织中都可以检测到 HBV DNA 的复制与整合，有研究显示原发性肝细胞癌患者肝组织中 HBxAg 阳性率达 92.6%。免疫组化同样显示 HBV DNA 可整合到宿主肝细胞的 DNA 中，*HBV X* 基因可改变肝细胞的基因表达，引起肝细胞炎症，成为诱发癌变的扳机。此外，在肝硬化的基础上，HBx 和抑癌基因 *p53* 有功能上的相关性，x 蛋白可与 *p53* 直接结合破坏 *p53*，使细胞核失去正常调节细胞周期的 *p53*。其他许多研究显示 x 蛋白通过防止 *p53* 及细胞转录因子间的相互作用而导致细胞基因的激活。

HCV 是西方发达国家肝癌的主要病因。与 HBV 不同，HCV 为 RNA 病毒，且在肝细胞内未发现存在逆转录酶，因此不能整合到宿主肝细胞的染色体中。HCV 感染是通过慢性炎症浸润，以及在肝硬化的基础上增生这两条途径诱发肝癌。研究显示，HCV 与 HBV 的混合感染对肝癌的发生具有协调作用。

黄曲霉毒素是由黄曲霉和寄生曲霉等真菌产生的一组有毒次生代谢产物。极易生长在潮湿环境中，主要污染玉米、花生和大豆等农作物，经食物链传递给人类。黄曲霉毒素 B1（aflatoxin B1，AFB1）是目前已知的毒性最大、致癌性最强的一种真菌毒素，主要诱发肝癌。肝脏是体内黄曲霉毒素生物转化的首要场所，尽管其前体分子是无害的，但 AFB1 在体内可被肝微粒混合功能细胞色素酶 P450 活化，形成的两种 AFB1 环氧化合物，其可与亲核大分子 DNA 结合引起基因突变，分别引起肝内细胞炎症和恶变。进一步研究表明 AFB1 致肝癌可能与 *p53* 基因 249 密码子点突变有关。此外，大量研究表明，AFB1 与 HBV 感染有协同作用。

目前，肝癌合并肝硬化的发生率为 50% ～ 90%，而肝硬化合并肝癌的发生率为 17%，说明两者关系密切。"肝炎 - 肝硬化 - 肝癌"通路学说认为，肝细胞恶变可能在肝细胞再生过程中发生，即经肝细胞损害引起再生或不典型增生，损害越严重，结节增生越明显，癌变概率就越高，并呈多中心性。需要注意的是，虽然肝硬化不是肝癌发生的必要条件，肝癌也不是肝硬化的必然结果，但两者都有相同的致病因子。因此，几乎各种原因导致的肝硬化都有可能发生肝癌，任何原因所致的肝硬化都可以认为是一种癌前病变。由于每例肝硬化患者发生癌变的危险程度不同，因此有必要加强危险度分层相关研究，以便为高危人群进行监测提供依据。

（2）针对肝癌病因的一级预防措施

一级预防是疾病预防的重中之重，虽然肝癌的病因及发病机制尚未完全明了，但肝炎病毒（HBV、HCV）感染、黄曲霉毒素暴露、饮用水污染、微量元素硒缺乏及酒精过量摄入等，已被认为是致病因素。在我国肝癌高发区江苏启东及广西扶绥等地，针对肝癌的危险因素，实施了"防治肝炎、管粮防霉、改良饮水、适量补硒"等综合性预防措施，取得了显著效果，特别是在青年人中肝癌发病率已经出现明显下降趋势。

慢性 HBV 感染作为肝癌最常见的病因，同时也是流行区域最广、致病力最强的危险因素，应给予高度重视并加以防治。针对肝炎病毒的一级预防，以控制传染源、保护易感人群为主。对急性感染者进行隔离，对慢性肝病及肝炎病毒携带者则采取定期监测，对于肝炎的易感人群则进行疫苗接种，特别是对婴幼儿及易感者。同时，对于暴露者出现急性乙型肝炎者，应根据情况及早进行诊治，可显著降低急性乙型肝炎向慢性肝炎转化率。对于黄曲霉素毒素暴露、饮用水污染及酒精过量摄入等危险因素的一级预防，主要通过加强环境监测，以及健康普及教育，来减少环境中诱发肝癌的危险因素，提高大众的健康意识和改善生活习惯。

（3）预防效果与肝癌的发病变化情况

在世界范围内，针对肝癌病因的预防取得了一定的成就，肝癌的总体发病率在大多数国家和地区呈现出下降的趋势，但是总体的下降程度仍然难以令人满意，部分地区，例如：美国、澳大利亚等发达国家甚至出现了肝癌发病率上升的情况（表1）。下降最明显的地区是新加坡，其男性和女性在1983年至2007年肝癌发病率的下降程度分别为40.45%和34.52%；这可能与近30年间新加坡经济发展和社会保障的完善关系密切。我国男性及女性肝癌发病率分别下降 27.24% 和 34.45%；而其他发达国家的肝癌发病率呈现出了上升的趋势，最明显的是澳大利亚，从 1983 年的每 10 万人 2 例发病上升至 2007 年的每 10 万人 6 例。即使这样，欧美等发达国家的肝癌发病率仍然处于较低水平。

表 1　1983 年和 2007 年各国肝癌发病率变化对比

国家 / 地区	男性发病率（每 10 万人）			女性发病率（每 10 万人）		
	1983 年	2007 年	改变率（%）	1983 年	2007 年	改变率（%）
全年龄组						
中国	31.2	22.7	-27.24	11.9	7.8	-34.45
日本	35.0	23.8	-32.00	8.9	8.6	-3.37
新加坡	30.9	18.4	-40.45	8.4	5.5	-34.52
菲律宾	24.1	19.0	-21.16	6.8	6.8	0.00
澳大利亚	2.0	6.0	200.00	0.5	1.9	286.00
美国	3.3	8.7	163.64	1.3	2.8	115.38
45 ～ 64 岁						
中国	78.2	53.2	-31.97	24.2	12.1	-50.00
日本	91.3	40.3	-55.86	16.7	9.3	-44.31
新加坡	65.7	33.0	-49.77	19.3	5.7	-70.47
菲律宾	66.0	50.4	-23.64	17.2	12.8	-25.58
澳大利亚	4.6	13.54	194.35	1.3	2.89	125.78
美国	6.6	23.67	258.64	2.0	5.44	172.00

从表中亦可看出，我国肝癌的发病率仍然集中在男性，并且女性的肝癌发病率下降较为迅速。出现这样的趋势，与我国肝癌

的主要危险因素之一即患 HBV 肝病的人群基数大和其性别分布不均有着密切关系。我国肝癌患者中约 95% 有 HBV 感染的血清学证据。因此，有效控制 HBV 感染是目前最符合我国国情、最经济、最有效率的方法。

通过乙肝疫苗接种控制 HBV 是最具战略意义的肝癌预防计划，目前 HBV 感染在中国的年轻一代中得到了很好的控制，乙肝疫苗的应用为预防 HBV 感染提供了有力的保障。全球控制 HBV 的感染在技术上是可行的。Muir 等估计，如果肝癌的高流行区域，包括中国、东南亚及热带非洲的新生婴儿全面接种乙肝疫苗，则未来每年可减少约 80% 的肝癌患者。

然而，对于使用肝炎疫苗对肝癌预防作出的努力，需要很长一段时间才能收到成效。以中国台湾为例，其于 1984 年实施了婴幼儿乙肝疫苗的接种后，新生儿肝炎的发病率从 1980 年的 5.76/10 万人下降至 2011 年的 0.19/10 万人。经过 30 年的疫苗接种，中国台湾地区 2011 年的调查显示，5 岁以下婴幼儿的慢性乙肝病毒感染率从全民乙肝疫苗接种前的 4.7% 降低至 1.3%。5～29 岁人群的肝癌发病率从 1.14/10 万人降低至 0.09/10 万人，肝癌死亡率从 0.81/10 万人下降至 0.05/10 万人。在中国台湾，肝癌发病的中位年龄在 55 岁左右，随着肝癌疫苗接种人群的年龄逐渐增大，预计还需要 20 年才可能观察到肝癌发病率的明显下降。

反观国内，中国内地是从 1993 年开始实施了婴幼儿乙肝疫苗的强制接种，考虑到我国肝癌发病的中位年龄大约 46 岁，因此，估计至少需要 40 年才可能看到乙肝疫苗接种对肝癌发病率的影响。

同时，另一项预测未来 20 年世界范围内肝癌发病情况的研究指出，到 2030 年东亚和东南亚的肝癌发病率都将呈现出一定的下降趋势，但是新发病例的疾病负担将会持续上升，这主要是由于各国导致肝癌的危险因素改变和人口结构的变化导致的。我国正处在 HBV 感染率下降，以及老龄化人口增加的交替时期，因此，我国肝癌的发病率不会呈现明显的下降趋势。

综上所述，鉴于我国未来近 40 年肝癌的发病率不会出现大幅下降的情况，加强对高风险人群的定期检查，将肝癌的诊断时间点提前，就成为了目前我国降低肝癌致死率的有效手段。

（潘扬勋　整理）

3. 肝癌的主要类型

原发性肝癌的病理类型主要分为：肝癌、胆管细胞癌、混合细胞癌，以及一些少见的类型。在全世界范围内，70%～90% 的原发性肝癌都是肝癌；胆管细胞癌起源于肝内和肝外的胆管上皮细胞，这种类型的发病率在全球都较低，仅在泰国及东南亚地区的发病率较高。

肝癌为我国的原发性肝癌的主要病理类型，占全部肝癌的 95% 以上。从大体形态上将肝癌分为小癌型、结节型、块状型、巨块型以及弥漫型五类。小癌型是指单个直径小于 3cm 的瘤体，其边界清楚；结节型是指单个直径在 3～5cm 之间的瘤体；块状型表现为单个瘤体直径在 5～10cm 之间，其根据肿块数量和形态又分单块型、融合块状型、多块状型；而巨块型则指直径大于 10 cm 的瘤体；弥漫型是小癌结节弥漫分布于全肝的肝癌大体类型。

根据镜下组织结构和细胞的排列特征又可分为：①梁索型。②假腺样和腺泡状型。③致密（实性）型。④硬化型。⑤其他类型：紫癜样、菊形团样、自发性坏死及伴有其他不同类型的肿瘤成分，其中梁索型为最常见的组织类型。针对肝癌的细胞类型，目前比较常用的是将其分为四型：①肝细胞型：最为常见，癌细胞呈多边形，与正常肝细胞相似，但癌细胞体积明显增大。②透明细胞型：癌组织中 50% 以上的癌细胞胞浆内富含糖原，细胞浆可呈淡染细丝状或透明状。③梭形细胞型：约占肝癌的 5%，其中约 46% 的患者血清甲胎蛋白（alpha fetoprotein，AFP）呈阳性。该型常出现门静脉侵犯和肝内转移，预后较差。④富脂型：为癌细胞脂肪代谢紊乱所致，易误诊为良性病变，如局灶性脂肪变等。

胆管细胞癌仅占肝脏恶性肿瘤的 2.3%，但是其恶性程度较高，并且近年来胆管细胞癌的发病率呈现上升趋势。大体上看，肿物常常可包裹累及胆管，肝组织常有胆汁淤积，少有肝硬化。胆管细胞癌常见的组织学类型为：管状腺癌、乳头状腺癌或梁索型；而分化差的腺癌包括多形型、腺泡型、黏液型、印戒细胞型和梭形细胞型等。其典型的镜下表现为中度分化的腺癌。癌细胞有立方形或低柱状，胞质不含胆汁，癌细胞核膜清楚，核仁不明显，常见核分裂象。

混合细胞癌由肝癌和肝内胆管癌两种成分混合构成，发生率占恶性肝脏肿瘤的不足 5%。主要表现为在一个肿瘤结节内，肝癌和肝内胆管癌两种成分或相互混杂或分区存在，在基因表型分析上显示分属两个独立的克隆，属于高侵袭性肿瘤，其预后相比于肝癌也较差。

肝癌和胆管细胞癌虽然都属于原发性肝癌，但是其致病因素、病理特点（表 2）、临床表现，以及疾病预后都有所不同，将其区分并加以研究，并根据病理分类针对性指导治疗是目前肝癌治疗的趋势。与肺癌根据病理分为小细胞肺癌和非小细胞肺癌制定治疗策略类似，美国癌症联合会（AJCC）也主张将原发性肝癌分为肝癌和肝内胆管细胞癌（肝内胆管细胞癌及混合细胞癌）。

表 2　肝癌和肝内胆管细胞癌的临床病理特点

项目	肝癌	胆管细胞癌
性别	男性多见	女性多见
肝病背景	肝炎、肝硬化	肝内胆管炎症、肝吸虫
伴发肝硬化	多，重	少，轻
肿瘤质地	软	硬

续表

项目	肝癌	胆管细胞癌
门静脉癌栓	常见	少见
转移方式	肝内转移	肝门淋巴结转移
血液供应	大多富血供	乏血供
CT 增强所见	等或低密度	极低密度
肿瘤标志物	AFP	CEA、CA19-9
栓塞化疗	可有效	多无效
疾病预后	较好	较差

参考文献

1. Fitzmaurice C，Dicker D，Pain A，et al. The Global Burden of Cancer 2013. JAMA Oncol，2015，1（4）：505-527.

2. Sartorius K，Sartorius B，Aldous C，et al.Global and country underestimation of hepatocellular carcinoma（HCC）in 2012 and its implications.Cancer Epidemiol，2015，39（3）：284-290.

3. Njei B，Rotman Y，Ditah I，et al.Emerging trends in hepatocellular carcinoma incidence and mortality.Hepatology，2015，61（1）：191-199.

4. Torre LA，Bray F，Siegel RL，et al.Global cancer statistics，2012.CA Cancer J Clin，2015，65（2）：87-108.

5. Siegel RL，Miller KD，Jemal A.Cancer statistics，2015.CA Cancer J Clin，2015，65（1）：5-29.

6. Wei KR，Yu X，Zheng RS，et al.Incidence and mortality of liver cancer in

China，2010.Chin J Cancer，2014，33（8）：388-394.

7. Chen W，Zheng R，Baade PD，et al.Cancer statistics in China，2015.CA Cancer J Clin，2016，66（2）：115-132.

8. El-Serag HB. Epidemiology of viral hepatitis and hepatocellular carcinoma. Gastroenterology，2012，142（6）：1264-1273.

9. National Office for Cancer Prevention and Control，National Centre for Cancer Registration，Bureau of Disease Control and Prevention of Health Ministry. Cancer death report in China the third national death causes sampling survey. Beijing: People's Medical Press，2010.

10. 中国抗癌协会肝癌专业委员会，中华医学会肝病学分会肝癌学组，中国抗癌协会病理专业委员会，等.原发性肝癌规范化病理诊断指南（2015 年版）.中华肝胆外科杂志，2015，21（3）：145-151.

11. Edge SB，Compton CC. The American Joint Committee on Cancer: the 7th edition of the AJCC cancer staging manual and the future of TNM. Ann Surg Oncol，2010，17（6）：1471-1474.

12. Bruix J，Sherman M. Management of hepatocellular carcinoma: an update. Hepatology，2011，53：1020–1022.

13. 丛文铭.肝胆肿瘤外科病理学.北京：人民卫生出版社，2015.

（张耀军　潘扬勋　整理）

我国肝癌的病因

4. 乙型肝炎病毒是我国肝癌的最主要病因

原发性肝癌是目前我国第 4 位的常见恶性肿瘤及第 3 位的肿瘤致死病因，严重威胁我国人民的生命和健康。原发性肝癌的病理类型主要包括肝细胞癌（hepatocellular carcinoma，HCC）、肝内胆管癌（intrahepatic cholangiocarcinoma，ICC）和 HCC-ICC 混合型三种，其中肝癌占 85% ～ 90% 以上（下文中的"肝癌"指肝细胞癌）。肝癌的病因包括乙型肝炎病毒感染、丙型肝炎病毒感染、长期酗酒、非酒精脂肪性肝炎（non-alcoholic steatohepatitis，NASH）、食用被黄曲霉毒素污染食物等。

HBV 与肝癌密切相关，人群 HBV 感染率与肝癌的地理分布一致。全球肝癌高发于东南亚、西太平洋地区和撒哈拉沙漠以南的非洲国家，这些地区也是 HBV 的高流行区域。数据统计表明全球 HCC 患者中，由 HBV 感染引起的比例为 45%。在我国大陆、台湾、香港地区 HBV 感染与 HCC 的关系尤为密切，由 HBV 感染引起的 HCC 比例达 80% 以上。有研究对中国台湾 3554 例 HBsAg 携带者和 19 253 例非 HBsAg 携带者平均随访 8.9 年，发现前者发生肝癌的相对危险度是后者的 99 倍。同时发现中国台湾地区从 20 世纪 80 年代开始对儿童普遍接种乙肝病毒肝炎疫苗后，肝癌的发病率也随之下降。2006 年我国调查资料显示东、中部地区乙肝流行率大幅降低，而西部地区仍保持在较高水平，这与西部各省乙肝疫苗接种率较低有关。此外，HCV 也是肝癌的主要病因之一，我国 HCC 患者中 HCV 阳性者约占 10% ～ 15%，在美国、欧洲、日本慢性丙型肝炎是肝癌的主要原因，日本 HCC 患者的 HCV 感染阳性率达 70%。

（杨可立　整理）

5. 乙型肝炎病毒感染的不同类型与肝癌的关系

乙型肝炎病毒是我国慢性乙型肝炎（chronic hepatitis B，CHB），肝硬化和肝癌的主要病因。HBV 主要通过围产期、血液和性接触传播的。HBeAg 阳性的母亲生育的新生儿中 90% 出现慢性感染；而只有 25% ～ 30% 的婴儿和 5 岁以下的儿童在感染乙肝病毒后出现慢性感染。成人感染乙肝病毒后仅 5% 的发展为慢性感染。

慢性乙型肝炎病毒感染是指感染者血清中检测 HBsAg 和（或）HBV DNA 阳性持续 6 个月以上。我国慢性乙型肝炎防治指南根据 HBV 感染者的血清学、病毒学、生化学及其他临床和辅助检查结果，将慢性 HBV 感染分为以下 6 种情况：

①慢性 HBV 携带者：指 1 年内连续随访 3 次，每次至少间隔 3 个月，均显示血清谷丙转氨酶（alanine aminotransferase，ALT）和谷草转氨酶（aspartate aminotransferase，AST）在正常范围，HBV DNA 通常高水平，肝组织检查无病变或病变轻微。此类患者较年轻，处于免疫耐受期，因此 HBsAg、HBeAg 和 HBV DNA 呈阳性。

②非活动性 HBsAg 携带者：指血清 HBsAg 阳性、HBeAg 阴性、抗 HBe 阳性或阴性，HBV DNA 低于检测下限或 < 200 IU/ml，1 年内连续随访 3 次以上，每次至少间隔 3 个月，ALT 和 AST 均在正常范围，肝组织检查显示病变轻微。

③乙型肝炎 E 抗原（hepatitis Be antigen，HBeAg）阳性 CHB 患者：即血清学检测 HBsAg 阳性、HBeAg 阳性、HBV DNA 阳性，ALT 持续或反复异常或肝组织学检查有肝炎病变。

④ HBeAg 阴性 CHB 患者：指血清 HBsAg 阳性，HBeAg 持续阴性，HBV DNA 阳性，ALT 持续或反复异常，或肝组织学有肝炎病变。

⑤隐匿性 CHB 患者：指血清 HBsAg 阴性，但血清和（或）肝组织中 HBV DNA 阳性，患者可有血清抗 HBs、抗 HBe 和（或）抗 HBs 阳性，并有 CHB 的临床表现，但约 20% 隐匿性 CHB 患者的血清学标志物均为阴性，诊断主要通过 HBV DNA 检测，尤

其对抗 HBc 持续阳性者。

⑥乙型肝炎肝硬化患者：这类患者有明确的 HBV 感染证据，并排除其他常见引起肝硬化的病因如 HCV 感染、酒精和药物等，同时组织学或临床提示存在肝硬化的证据。临床上常根据有无主要并发症将肝硬化分为代偿期及失代偿期。根据肝硬化并发症情况，可将肝硬化分为 5 期：1 期表现为无静脉曲张，无腹水；2 期表现为有静脉曲张，无出血及腹水；3 期表现为有腹水，无出血，伴或不伴静脉曲张；4 期表现为有出血，伴或不伴腹水；5 期表现为脓毒血症。其中 1～2 期为代偿期肝硬化，3～5 期为失代偿期肝硬化。

乙型肝炎病毒感染的不同阶段发生肝癌的风险有所不同。大量研究表明 HBV DNA 阳性、HBsAg 阳性、HBeAg 阳性是 HCC 发生的高危因素。2002 年 Yang 等对 11 893 名男性随访研究发现 HBsAg 阳性和 HBeAg 阳性台湾男性 HCC 发生率为 1169/10 万人年，其相对风险是两者阴性的 60.2 倍，而单纯 HBsAg 阳性的男性其 HCC 的相对风险是两者阴性的 9.6 倍。既往研究表明核苷（酸）类药物抗病毒治疗可以降低 HBeAg 阳性的免疫激活期慢性 HBV 感染患者 HCC 的发生风险，但针对免疫耐受期患者无明确抗病毒治疗主张。2017 年 Kim 等研究发现 HBeAg 阳性的患者，在免疫耐受期（HBV DNA ≥ 20000 IU/ml，ALT 正常）不接受核苷（酸）类药物抗病毒治疗患者发生 HCC 的风险明显高于在免疫激活期（ALT > 2 × ULN）接受核苷（酸）类药物抗病毒治疗的患者，同时对于 HBeAg 阳性的免疫耐受期患者，HBV DNA 低载量（但 > 20000 IU/ml）可能是发生 HCC 的危险因素，因此选择性针对免疫耐受期患者进行早期的抗病毒治疗可降低 HCC 发生的风险。

2018 年 Fung 等回顾性分析 723 名 HBeAg 阳性慢性乙肝患者发生 HBeAg 血清学转换后（HBeAg 阴性，而抗 HBe 阳性）1 年、5 年、10 年、20 年和 30 年 HCC 的累计发生率分别为 0.1%、2.2%、4.6%、7.9% 和 8.6%。而在 30 岁、30～40 岁和 40 岁以上发生 HBeAg 血清学转换的患者 10 年 HCC 的累计发生率分别为 1.2%、1.6% 和 11.7%；20 年 HCC 的累计发生率分别为 1.2%、4.9% 和 20%。多因素分析发现 HBeAg 血清学转换后，高龄、男性、肝硬化、低蛋白血症、高载量 HBV DNA、ALT 升高均为 HCC 发生的独立危险因素。2014 年 Liu 等研究指出 HBeAg 血清学转换可伴随 HBV DNA 的下降，因此 HCC 发生率下降源于 HBV 病毒复制减少，HBeAg 的血清学转换并不能降低 HCC 的发生率。2014 年 George 等对 818 名 HBeAg 阴性的慢性乙肝患者长期随访研究发现，拉米夫定抗病毒治疗并不降低这类患者 HCC 的发生率。

临床上部分 HCC 患者呈现 HBsAg 阴性，但抗 HBc 阳性，提示既往感染乙肝。2017 年 Kim 对 3464 名 CHB 患者发生 HBsAg 清除后随访发现，HCC 的年发生率为 0.55%，而 5 年、10 年和 12 年的 HCC 累积发生率分别为 1.6%、5.9% 和

15.2%，其中肝硬化患者的年 HCC 发生率（2.85%，95% *CI*: 1.37% ～ 5.24%）明显高于非肝硬化患者（0.29%，95% *CI*: 0.13% ～ 0.55%）。肝硬化患者 5 年、10 年的 HCC 累积发生率为 10.1% 和 14.1%，而非肝硬化患者为 0.5% 和 3.8%。肝硬化、男性、超过 50 岁是这类患者发生 HCC 的高危因素，风险比分别为 10.80、8.96、12.14，因此应加强对这类患者随访监测。2015 年 Liu 等研究同时发现 HBsAg 发生血清学清除后其 HCC 的发生率较 HBsAg 阳性的慢性乙肝患者无明显下降，但在 HBV DNA 转阴后 HBsAg 阳性组患者的 HCC 发生率高于 HBsAg 阴性组，但总的来说 HBV DNA 和 HBsAg 清除可降低 HCC 发生风险。2018 年 Law 等对 73 名 HBsAg 阴性而抗 HBc 持续阳性的 HCC 患者研究发现，仅 34.2% 患者伴有肝硬化，同时此类患者由于疏于临床监测，肿瘤直径较大（≥ 5.0cm 占 72.6%）。2009 年 Ikeda 等一项前瞻性研究发现抗 HBc 阳性患者伴 HBV DNA 阳性组和 HBV DNA 阴性组，5 年的 HCC 发生率分别为 27% 和 11.8%，而 10 年的 HCC 发生率为 100% 和 17.6%。2016 年 Li 等研究发现抗 HBc 阳性的 HCC 患者在肝癌切除术后的无复发生存率低于抗 HBc 阴性无病毒性肝炎病史的 HCC 患者，但两组的总体生存时间无明显差异；而在 HBsAg 阳性时，抗 HBc 对 HCC 患者预后的影响则不明显。

（杨可立　整理）

6. 乙型肝炎病毒感染者的治疗与监测方法

目前我国慢性乙肝防治指南提出慢性乙型肝炎治疗的目标是最大限度地长期抑制 HBV 复制，减轻肝细胞炎性坏死及肝纤维化，延缓和减少肝功能衰竭、肝硬化失代偿、HCC 及其他并发症的发生，从而改善生活质量和延长生存时间。在治疗过程中，对于部分适合的患者应尽可能追求 CHB 的临床治愈，即停止治疗后持续的病毒学应答、HBsAg 消失、并伴有 ALT 复常和肝脏组织病变改善。

慢性乙型肝炎抗病毒治疗的适应证主要根据患者血清 HBV DNA 水平、血清 ALT 水平和肝脏疾病严重程度来决定，同时结合患者年龄、家族史和伴随疾病等因素，综合评估患者疾病进展风险后决定是否启动抗病毒治疗。目前推荐① HBeAg 阳性伴 ALT 升高患者，观察 3 至 6 个月如未发生自发性 HBeAg 血清学转换且 ALT 持续升高，再考虑抗病毒治疗；建议抗病毒患者如为 HBeAg 阳性，HBV DNA ≥ 20 000 IU/ml。而 HBeAg 阴性者，则 HBV DNA ≥ 2000 IU/ml。②一般要求 ALT 持续升高 ≥ 2 × ULN；如用干扰素治疗，则要求一般情况下 ALT 应 ≤ 10 × ULN，血清总胆红素应 < 2 × ULN。对持续 HBV DNA 阳性，但达不到上述治疗标准而又有以下情形之一者，可考虑给予抗病毒治疗：①存在明显的肝脏炎症（2 级以上）或纤维化，特别是肝纤维化 2 级以上。② ALT 持续处于 1 × ULN 至 2 × ULN 之间，特别是年龄 > 30 岁者，建议行肝组织活检或无创性检查，若存在明显肝脏炎症或纤维化则给予抗病毒治疗。③ ALT 持续正常（每 3 个月检查 1 次），年龄＞ 30 岁，伴有肝硬化或 HCC 家族史，建议行肝组织活检或无创性检查，若存在明显肝脏炎症或纤维化则给予抗病毒治疗。④存在肝硬化的客观依据时，无论 ALT 和 HBeAg 情况，均建议积极抗病毒治疗。

目前慢性乙型肝炎抗病毒治疗的主要手段包括干扰素和核苷 / 核苷酸类药物（nucleoside and nucleotide analogs，NAs）。我国已批准普通干扰素 -α（interferon alpha，IFN-α）和聚乙二醇干扰素 -α（polyethylene glycol interferon alpha，Peg-IFN-α）用于治疗 CHB。Peg-IFN-α 相较于普通 IFN-α 能取得相对较高的 HBeAg 血清转换率、HBV DNA 抑制及生化学应答率。对于失代偿期肝硬化、妊娠或短期内有妊娠计划、有精神病史（具有精神分裂症或严重抑郁症等病史）、有未控制的自身免疫性疾病、有未能控制的癫痫、伴有严重感染、伴视网膜疾病，心力衰竭和慢性阻塞性肺病等基础疾病的患者，绝对禁忌使用干扰素治疗。在有抗病毒指征的患者中，相对年轻的患者（包括青少年患者）、希望近年内生育的患者、期望短期完成治疗的患者和初次接受抗病毒治疗的患者，可优先考虑 Peg-IFN-α 治疗。IFN-α 治疗后可能出现流感样症候群，外周血细胞减少，精神异常，自身免疫现象（如甲状腺疾病、糖尿病、血小板减少、银屑病、白斑、类风湿关节炎和系统性红斑狼疮样综合征等），肾脏损害，心血管并发症，视网膜病变，听力下降和间质性肺炎等，需对症处理或干扰素减量，以及停药等。

目前国内上市的 NAs 药物包括替诺福韦酯（tenofovir disoproxil fumarate，TDF），恩替卡韦（entecavir，ETV），替比夫定（telbivudine，LdT），阿德福韦酯（adefovir dipivoxil，ADV），拉米夫定（lamivudine，LAM）5 种。应用 NAs 药物治疗 CHB，强调首选高耐药基因屏障的药物。如果应用低耐药基因屏障的药物，应该进行优化治疗以提高疗效和减少耐药性产生。目前推荐初治时优先选用 ETV 或 TDF。治疗过程中主要监测患者的以下指标：①肝脏生化学指标，主要有 ALT、AST、胆红素和白蛋白等。②病毒学和血清学标志，主要有 HBV DNA、HBsAg、HBeAg 和抗 HBe。③根据病情需要，检测血常规、血清肌酐和 CK 等，必要时可检测血磷和乳酸。④无创性肝纤维化检测，如肝脏弹性检测。⑤如条件允许，治疗前可考虑行肝组织活检。耐药是 NAs 长期治疗 CHB 所面临的主要问题之一。耐药可引发病毒学突破、生化学突破、病毒学反弹及肝炎发作，少数患者可出现肝功能失代偿、急性肝功能衰竭甚至死亡。因此需严格评估患者是否需要抗病毒治疗，治疗中定期检测 HBV DNA 以及时发现原发性无应答或病毒学突破。一旦发生病毒学突破，需要进行基因型耐药的检测，并尽早给予挽救治疗。NAs 总体安全性和耐受性良好，但在临床应用中确有少见、罕见严重不良反应的发生，如肾功能不全（主要见于 ADV 治疗），低磷性骨病（主要见于 ADV 和 TDF 治疗），肌炎（主要见于 LdT 治疗），横纹肌溶解（主要见于 LdT），乳酸酸中毒（可见于 LAM、ETV 和 LdT）等，应引起关注。建议 NAs 治疗前仔细询问相关病史，以减少风险。对治疗中出现血肌酐、CK、乳酸脱氢酶明显升高或血磷下降，并伴相关临床表现者如全身情况变差、明显肌痛、肌无力、骨痛等症状的患者，应密切观察，一旦确诊为药物相关的肾损害、低磷血症、肌炎、横纹肌溶解或乳酸酸中毒等，应及时停药或改用其他药物，并给予积极的相应治疗干预。

对于 HBeAg 阳性 CHB 初治患者，优先推荐选用 Peg-IFN-α 或 ETV、TDF。IFN-α 和 Peg-IFN-α 的推荐疗程为 1 年，若经过 24 周治疗 HBsAg 定量仍 > 20000 IU/ml，建议停止治疗，改用 NAs 治疗。NAs 的总疗程建议至少 4 年，在达到 HBV DNA 低于检测下限、ALT 复常、HBeAg 血清学转换后，再巩固治疗至少 3 年（每隔 6 个月复查 1 次）仍保持不变者，可考虑停药，但延长疗程可减少复发。HBeAg 阴性 CHB 患者抗病毒治疗具体疗程不明确，且停药后肝炎复发率高，因此治疗疗程宜长。对初治患者优先推荐选用 Peg-IFN 或 ETV、TDF。IFNα 和 Peg-IFN-α 的推荐疗程为 1 年，若经过 12 周治疗未发生 HBsAg 定量的下降，且 HBV DNA 较基线下降 < 2 log 10 IU/ml，建议停用 IFN-α，改用 NAs 治疗。NAs 治疗建议达到 HBsAg 消失且 HBV DNA 检测不到，再巩固治疗 1 年半（经过至少 3 次复查，每次间隔 6 个月）仍保持不变时，可考虑停药。在停药后 3 个月内应每月检测 1 次肝功能、HBV 血清学标志物及 HBV DNA；之后每 3 个月检

测 1 次肝功能、HBV 血清学标志物及 HBV DNA，至少随访 1 年时间，以便及时发现肝炎复发及肝脏功能恶化。此后，对于持续 ALT 正常且 HBV DNA 低于检测下限者，建议至少半年进行 1 次 HBV DNA、肝功能、AFP 和超声影像检查。对于 ALT 正常但 HBV DNA 阳性者，建议每 6 个月进行 1 次 HBV DNA 和 ALT、AFP 和超声影像检查。

对于病情已经进展至肝硬化的患者需要长期抗病毒治疗，初治患者优先推荐选用 ETV 或 TDF。对于肝硬化患者，应每 3 个月检测 AFP 和腹部超声显像，必要时做 X 线计算机断层成像（computed tomography，CT）或磁共振成像（magnetic resonance imaging，MRI）以早期发现 HCC。对于 HBV 相关的 HCC 患者，外科手术切除、肝动脉化疗栓塞、放射治疗或消融等治疗可导致 HBV 复制活跃。较多的研究显示，HCC 肝切除术时 HBV DNA 水平是预测术后复发的独立危险因素之一，且抗病毒治疗可显著延长 HCC 患者的无复发生存期及提高总体生存率。因此，对 HBV DNA 阳性的 HCC 患者建议应用 NAs 抗病毒治疗，并优先选择 ETV 或 TDF 治疗。

（杨可立　整理）

7. 重视酒精性肝炎及非酒精性脂肪性肝炎在肝癌形成中的可能危害

过度饮酒可导致肝脏一系列病变，包括单纯酒精性肝病、酒精性脂肪性肝炎、酒精性肝炎、酒精性肝纤维化、酒精性肝硬化甚至肝癌的发生。随着酒精摄入量的增加，发生 HCC 的风险也增加。酒精性肝病是全球范围常见的肝脏慢性疾病之一。21 世纪初，我国部分省份酒精性肝病流行病学调查资料显示，酒精性肝病患病率为 0.50%～8.55%。而美国死于肝硬化的患者中 48% 为酒精性肝病。酒精性肝病无特异性临床诊断方法，一般饮酒史超过 5 年，折合乙醇量男性 ≥ 40g/d，女性 ≥ 20g/d；或 2 周内有大量饮酒史，折合乙醇量 > 80g/d，排除其他原因的肝病，同时 AST/ALT > 2、γ - 谷氨酰转移酶（GGT）升高、平均红细胞容积（MCV）升高，禁酒后这些指标可明显下降，通常 4 周内基本恢复正常，肝脏 B 超、CT、磁共振成像（MRI）或瞬时弹性成像检查有典型表现，可诊断为酒精性肝病。Dam-Larsen S 等对丹麦脂肪肝患者长达 20 年的临床随访数据表明，每年约 1.0%～3.1% 的酒精性脂肪肝患者进展为酒精性肝炎，其中 3.2%～12.2% 的肝炎患者进展为肝硬化。酒精性肝病发展为肝癌的多数为肝硬化患者，这些患者发生 HCC 的累积风险为 8%。另一项对 SEER–Medicare 数据库中 1994 到 2007 年的数据分析发现酒精性肝病患者发生 HCC 的风险是正常人群的 4 倍，而 73% 酒精性肝病患者死于 HCC。

非酒精性脂肪性肝病（NAFLD）是一种与胰岛素抵抗（IR）和遗传易感密切相关的代谢应激性肝损伤，疾病谱包括非酒精性单纯性肝脂肪变、非酒精性脂肪性肝炎、肝硬化和肝癌。非酒精性是指无过量饮酒史（男性饮酒折合乙醇量＜ 30 g/d，女性＜ 20 g/d）和其他可以导致脂肪肝的特定原因。NAFLD 是全球最常见的慢性肝病，尤其在肥胖、糖尿病、高脂血症的个体中非常普遍。肝细胞脂肪变合并慢性炎症和肝纤维化导致 NASH，而 NASH 是导致 HCC 的常见病因。随着肥胖的流行蔓延，HCC 的发病率也升高。普通成人 NAFLD 患病率为 6.3% ～ 45%，其中 NASH 占 10% ～ 30%。中东和南美洲 NAFLD 患病率最高，中国在内的亚洲多数国家患病率居中，非洲最低。来自上海、北京等地区的流行病学调查显示，普通成人 B 超诊断的 NAFLD 患病率 10 年期间从 15% 增加到 31% 以上，50 至 55 岁男性患病率高于女性，其后女性的患病率增长迅速甚至高于男性。NAFLD 患者随访 10 ～ 20 年肝硬化发生率为 0.6% ～ 3.0%，而 NASH 患者 10 ～ 15 年内肝硬化发生率高达 15% ～ 25%。流行病学调查发现 NAFLD 患者发生 HCC 的风险是正常人群的 2.5 倍，其 HCC 发病率为 0.29‰ ～ 0.66‰。一项对 SEER-Medicare 数据库（2004—2009）的数据分析发现，4329 例 HCC 患者中，有 16.4% 为酒精性肝病患者，14.1% 为非酒精性肝病患者，该数据库中每年 9% 非酒精性肝病患者发展为肝癌。NASH 肝硬化患者发生 HCC 的风险显著增加，应该定期筛查 HCC，然而高达 30% ～ 50% 的 HCC 发生在非肝硬化的 NASH 患者。鉴于非肝硬化的 NASH 患者并发 HCC 的总体风险低，暂不推荐对于尚无肝硬化的 NAFLD 和 NASH 患者筛查 HCC。

参考文献

1. Torre LA，Bray F，Siegel RL，et al. Global cancer statistics，2012.CA Cancer J Clin，2015，65（2）：87-108.

2. Chen W，Zheng R，Baade PD，et al.Cancer statistics in China，2015. CA Cancer J Clin，2016，66（2）：115-132.

3. 中华医学会肝病学分会，中华医学会感染病学分会.慢性乙型肝炎防治指南（2015 更新版）.肝脏，2015，12：915-932.

4. Kim GA，Lim YS，Han S，et al.High risk of hepatocellular carcinoma and death in patients with immune-tolerant-phase chronic hepatitis B.Gut，2018，67（5）：945-952.

5. Fung J，Cheung KS，Wong DK，et al.Long-term outcomes and predictive scores for hepatocellular carcinoma and hepatitis B surface antigen seroclearance after hepatitis B e-antigen seroclearance.Hepatology，2018，68（2）：462-472.

6. Law JH，Tan JKH，Wong KYM，et al.Does persistent anti-HBc positivity influence the prognosis of HBsAg-negative hepatocellular carcinoma? comparative outcomes of anti-Hbc positive versus anti-Hbc negative non-B non-C HCC.HPB（Oxford），2018，pii: S1365-182X（18）32699-6.

7. Li T，Wang SK，Zhou J，et al.Positive HBcAb is associated with higher risk of early recurrence and poorer survival after curative resection of HBV-related HCC.Liver Int，2016，36（2）：284-292.

8. Caviglia GP，Abate ML，Pellicano R，et al.Chronic hepatitis B therapy: available drugs and treatment guidelines.Minerva Gastroenterol Dietol，2015，61（2）：

61-70.

9. Anais Vallet-Pichard, Stanislas Po.Hepatitis B virus treatment beyond the guidelines: special populations and consideration of treatment withdrawal.Therap Adv Gastroenterol, 2014, 7 (4): 148-155.

10. World Health Organization.Guidelines for the prevention, care and treatment of persons with chronic hepatitis B infection.Geneva:WHO, 2015.

11. Chi H, Hansen BE, Yim C, et al.Reduced risk of relapse after long-term nucleos (t) ide analogue consolidation therapy for chronic hepatitis B.Aliment Pharmacol Ther, 2015, 41 (9): 867-876.

12. Seto WK, Hui AJ, Wong VW, et al.Treatment cessation of entecavir in Asian patients with hepatitis B e antigen negative chronic hepatitis B: a multicentre prospective study.Gut, 2015, 64 (4): 667-672.

13. 中华医学会肝脏病学分会脂肪肝和酒精性肝病学组.酒精性肝病诊疗指南.实用肝脏病杂志, 2007, 15 (1): 164-166.

14. Diehl AM, Day C.cause, pathogenesis, and treatment of nonalcoholic steatohepatitis.N Engl J Med, 2017, 377 (21): 2063-2072.

15. Younossi ZM, Koenig AB, Abdelatif D, et al.Global epidemiology of nonalcoholic fatty liver disease-Meta-analytic assessment of prevalence, incidence, and outcomes.Hepatology, 2016, 64 (1): 73-84.

16. Zhu JZ, Zhou QY, Wang YM, et al.Prevalence of fatty liver disease and the economy in China: A systematic review.World J Gastroenterol, 2015, 21 (18): 5695-5706.

17. Chitturi S，Wong VW，Chan WK，et al.The Asia-Pacific Working Party on non-alcoholic fatty liver disease guidelines 2017-Part 2: Management and special groups. J Gastroenterol Hepatol，2018，33（1）：86-98.

18. Welzel TM，Graubard BI，Quraishi S，et al.Population-attributable fractions of risk factors for hepatocellular carcinoma in the United States.Am J Gastroenterol，2013，108（8）：1314-1321.

（杨可立　整理）

肝癌的早期发现

8. 中国肝癌的高危人群

中华人民共和国国家卫生健康委员会（原中华人民共和国卫生和计划生育委员会）发布的《原发性肝癌诊疗规范（2017年版）》中明确指出，在我国，肝癌的高危人群主要包括：具有乙型肝炎病毒和（或）丙型肝炎病毒感染、酗酒、非酒精脂肪性肝炎、食用被黄曲霉毒素污染食物、各种原因引起的肝硬化、以及有肝癌家族史等的人群，尤其是年龄40岁以上的男性风险更大。以下将逐一对这些高危因素进行介绍：

（1）HBV和（或）HCV感染者：世界卫生组织（WHO）估计全球HBV感染者约为2.57亿，其中超过9000万人在中国，这部分人构成了我国肝癌最主要的高危人群。总体而言HBV感染者发生肝癌的概率远大于正常人群，我国台湾一项早期研究表明，这个差距甚至超过200倍。另有研究显示非活动性HBV携带者肝癌的发病率约为 0.2%；HBV 慢性感染者（没有肝硬化）约为 0.6%；HBV 慢性感染合并代偿期肝硬化患者约为 3.7%。HBV 感染转为慢性感染的可能性取决于被感染时的年龄，6 岁前受到感染的 30% ～ 50% 儿童转为慢性感染，而成年人转为慢性感染的概率低于 5%。因此，针对儿童和成人的 HBV 预防和治疗策略也有所不同。对于儿童，应通过国家强制的新生儿乙肝疫苗接种，降低 HBV 感染及肝癌发病的风险。据统计我国肝癌高发区自 1986 年推行新生儿乙肝疫苗接种 15 年后，0 ～ 19 岁年龄段的肝癌死亡率已经下降了 95%。而对于成人 HBV 慢性感染者，积极的抗病毒治疗能有效的降低肝癌发病率（但不能完全阻断肝癌的发生）。有研究表明，目前核苷（酸）类似物治疗能使肝硬化患者 HCC 发病率降低 30% 左右，能使非肝硬化患者 HCC 发病率降低 80% 左右。

据中国疾病预防控制中心估计，我国目前至少有 760 万 HCV 感染者，其中约有 456 万慢性丙肝患者，随着我国医疗保障体系的不断完善，越来越多原本隐匿存在的丙肝患者被陆续检测发现出来，近年报告的丙肝病例数量不断攀升，由 2004 年的不足 4 万例增加到 2013 年的 20 余万例，这可能与药物滥用、输血和性传播等因素有关。虽然我国 HCV 感染者与 HBV 感染者相比较少，但是 HCV 感染的慢性化程度很高，可达 75% ～ 80%，因此发展为肝硬化和肝癌的概率更高。目前 HCV 疫苗尚在研发中，积极的抗病毒治疗，如索非布韦、达卡他韦以及索非布韦 /

来地帕韦联合治疗对 HCV 感染的治愈率可达到 95% 以上。

（2）酗酒：酗酒在非病毒感染的肝癌患者中起着重要的作用，目前饮酒导致肝癌的机制尚不十分明确，可能与酒精的主要代谢产物乙醛引起肝细胞损伤、机体氧化应激水平增高、引起 DNA 损伤等有关。当酗酒者合并病毒性肝炎感染时，更易发生肝癌。

（3）非酒精脂肪性肝炎：NASH 指的是人体过多的脂肪以甘油三酯的形式堆积在肝脏中（脂肪变性）。有研究表明约 10% ～ 25% 的 NASH 患者在 8 ～ 14 年内进展为肝硬化；0.16% 的患者可直接进展为肝癌。NASH 引起的肝细胞损伤和炎症，以及继发的肝硬化是导致肝癌的主要原因。随着生活方式和人口年龄结构的改变，我国 NASH 的发病率不断上升，与肥胖、糖尿病、胰岛素抵抗、高脂血症和高血压等因素有关，具有上述疾病的也属于肝癌的高危人群。

（4）食用被黄曲霉毒素污染食物者：黄曲霉毒素被认为是最强的动物致癌剂之一，诱发肝癌的最小剂量每天仅需 10μg。我国流行病学调查提示肝癌高发于湿温地区，这些地区谷物（玉米、花生）等易于霉变，黄曲霉毒素检出率显著高于肝癌低发区。而动物实验还显示黄曲霉毒素与 HBV 有协同致肝癌作用。通过"管粮防霉"等措施，可明显降低谷物霉变和引起肝癌的风险。

（5）各种原因引起的肝硬化：肝硬化时的一系列病理生理改

变，如肝细胞坏死、再生以及纤维化等，造成肝硬化患者发生肝癌的风险显著高于正常人群。在我国，除了常见的病毒性肝炎、酗酒和 NASH 引起的肝硬化之外，自身免疫性肝炎，胆汁淤积，长期服用肝毒性药物，寄生虫感染（肝吸虫、血吸虫等）导致的肝硬化，也在肝癌的发病中起着一定的作用。

（6）有肝癌家族史等的人群：流行病学调查发现肝癌较多出现家族聚集现象，肝炎的交叉感染、遗传易感性、类似的生活环境和方式等有可能是重要原因，如我国台湾对 1791 个肝癌核心家庭配对调查发现，一级亲属累积患病率为 5.37%，二级亲属为 2.61%，而对照无肝癌家庭为 0.7%，差异有显著性。随着亲缘关系的递减，肝癌的发病危险递减，但仍高于一般人群。因此，有肝癌家族史的人群应重视肝癌的普查。

（7）陈万青等报道 2015 年我国男性的肝癌发病率和死亡率在 30 ～ 44 岁年龄组急剧升高，并在 45 ～ 59 岁年龄组达到最高峰。因此，40 岁以上具有上述高危因素的男性，尤其需要进行定期的肝癌普查。

（韦玮　整理）

9. 对肝癌的高危人群的定期监测是肝癌早期诊断的主要途径

早期发现和早期诊断是提高肝癌疗效的关键措施，我国从20世纪70年代开始，采取 AFP 检测为手段的肝癌普查，如上海市 1971—1976 年普查了 196 万人，检出肝癌 300 例，其中亚临床期肝癌 134 例，占 44.4%。虽然发现了一批无明显症状的早期肝癌患者，但是这类在自然人群中进行的肝癌普查，其耗费效益比等卫生经济学指标很不理想，即使是上海这样的肝癌高发区，其检出率也只有 14.7/10 万，耗资甚巨，收效不高。

80 年代以来，根据流行病学的调查结果，对肝癌的高危人群进行了划分，肝癌普查从对自然人群普查转为对高危人群普查，检出率大大提高，很好地解决了资源耗费与普查效果的矛盾。因此，根据我国肝癌发病特点，对高危人群做出明确的定义，有助于卫生主管部门和医务人员制定更为合理的普查政策，以及采取更有针对性的普查手段，同时通过科普宣传和患者教育，让更多的高危人群能定期接受肝癌普查，对于提高肝癌的早诊率和整体治疗效果，具有非常重要的意义。

国家卫计委发布的《原发性肝癌诊疗规范（2017 年版）》中推荐高危人群每隔 6 个月进行至少 1 次血清甲胎蛋白和肝脏的超声检查，以监测肝癌的发生。汤钊猷院士等报道的一项随机对照研究显示，18 816 例 HBV 感染者随机分为筛查组和对照组，筛查组每 6 个月接受 AFP 和肝脏超声检查，该组人群的肝癌死亡率（83.2/10 万）较对照组（131.5/10 万）降低了 37%，有力的证实了 AFP 联合肝脏超声是有效的、符合我国国情的肝癌筛查手段。

需要注意的是，AFP 虽然是目前应用最为广泛的肝癌血清标志物，但是单用 AFP（以 20ng/ml 作为阈值），对肝癌诊断的敏感性只有 60% 左右，而特异性也只有 80% 左右。虽然有报道肝脏超声在肝癌的筛查中可达到 60% ~ 80% 的敏感性和超过 90% 的特异性，但是其准确性仍不可避免的受到检查者技术经验水平的影响。目前国内外指南一般均推荐联合 AFP 和肝脏超声作为肝癌筛查的主要手段，虽然能部分提高对早期肝癌诊断的敏感性，但是也会造成假阳性率和筛查费用的增加。目前临床上尚没有发现可替代 AFP 的肝癌血清标志物，而限于有限的医疗资源，CT、MRI 等目前仍不适合作为肝癌筛查的手段。

选择多长的时间间隔对高危人群进行筛查主要基于肿瘤倍增时间的估算，与每年 1 次相比，每半年 1 次的肝癌筛查能更有效的发现早期肝癌，从而带来更佳的生存获益。而每 3 个月 1 次的筛查虽然能发现更小的肝内病灶，但对患者的生存改善有限，筛查的成本和人群的依从性也不理想，因此目前国内外指南均推荐对高危人群每半年进行 1 次肝癌的筛查。

需要强调的是，对肝癌高危人群的监测是一项系统性工程，不仅包括高危人群的定义，筛查手段和频率的规范化和标准化，还应包括完善的后续确诊和治疗措施。随着肝癌临床和基础研究的发展，肝癌的筛查策略也会得到相应的调整和改进。

（韦玮　整理）

10. 肝癌液体活检早诊技术的重大进展

液体活检（liquid biopsy）是指通过体液（血液、尿液等）对癌症等疾病做出分析诊断的技术。目前液体活检技术的研究对象主要包括外周血中的循环肿瘤细胞（circulating tumor cells, CTCs）和游离核酸片段（ctDNA、miRNAs 等）两大类。随着液体活检技术的发展，对上述生物标志物的分子分析已经能够部分甚至完全代替组织活检，因此被《麻省理工科技评论》评选为"2015 年十大突破技术"之一。

与经典的组织活检技术相比，液体活检技术具有以下优点：①无创性：仅凭少量外周血标本即可完成检测。②实时性：可动态反应肿瘤细胞的遗传改变和演变进程，避免反复有创的组织活检。③全面性：反映的是体内肿瘤细胞的分子遗传信息的全貌，避免了瘤内异质性对组织活检结果的影响。④准确性：其所携带的分子遗传学信息来自原发肿瘤，具有高度敏感性和特异性。因此，液体活检技术的应用可贯穿于肿瘤诊疗的全周期，尤其是在肿瘤早期诊断中的价值日益受到重视。近来，我国科学家在肝癌液体活检早诊技术方面陆续取得了一系列重大进展。

上海复旦大学中山医院樊嘉、周俭团队于 2011 年发表于

《*Journal of Clinical Oncology*》 题为 "Plasma microRNA panel to diagnose hepatitis B virus-related hepatocellular carcinoma" 的研究，构建了一个包括 7 个血清 microRNAs 的肝癌早诊模型。该模型在训练组和验证组人群中对肝癌的诊断准确率分别高达 0.864 和 0.888，区分肝癌患者和正常人群、慢性乙肝患者和肝硬化患者的准确率分别达到 0.941，0.842 和 0.884。基于这一模型研发的肝癌早诊试剂盒即 "7 种微小核糖核酸肝癌检测试剂盒" 已于 2018 年投入临床应用，理论上仅需 0.2ml 血浆即可实现对肝癌的早期诊断。

中山大学庄诗美团队于 2015 年发表于《*The Lancet Oncology*》 题为 "A serum microRNA classifier for early detection of hepatocellular carcinoma: a multicentre, retrospective, longitudinal biomarker identification study with a nested case-control study" 的研究论文，鉴定了一个由 7 个血清 microRNAs（miRNAs）组成的分类器（称之 Cmi），能够较甲胎蛋白更早、更准确地预警肝细胞肝癌的发生。更为重要的是，课题组通过监测 1400 多例肝炎、肝硬化患者 5 年的病情发展，从中发现新发肝癌 27 例，进而采用巢式病例对照方法分析了前瞻性收集的系列血清，揭示了 Cmi 在小肝癌（诊断时＜3cm）临床诊断前 1 年，就可以预警肝癌的发生。

中山大学肿瘤防治中心徐瑞华团队于 2017 年 10 月发表于《*Nature Materials*》 题 为 "Circulating tumour DNA methylation markers for diagnosis and prognosis of hepatocellular carcinoma"研究发现，肝癌患者外周血循环肿瘤 DNA（ctDNA）中存在肝癌特异性的甲基化改变，与正常人群有显著区别。通过对少量（4～5ml）血样本中 ctDNA 这些位点甲基化水平的检测，可以对肝癌进行准确的早期诊断及疗效和预后预测。该研究通过检测近 2000 例大样本肝癌患者和正常对照人群血中 ctDNA 的甲基化水平，构建了肝癌的早期诊断模型。该模型在训练组 715 例肝癌患者和 560 例正常人中的诊断敏感性和特异性分别达到了 85.7%和 94.3%，在验证组 383 例肝癌患者和 275 例正常人中的诊断敏感性和特异性分别达到了 83.3% 和 90.5%，均明显高于现有肝癌诊断标志物 AFP。并且该模型还能准确地区分肝癌患者、慢性肝炎（HBV/HCV）和脂肪肝患者，显示出在肝癌早期诊断中的巨大价值。目前基于该研究成果的肝癌早诊试剂盒已完成产业化，即将投入临床应用，有望为肝癌的早期诊断提供又一有力手段。

液体活检技术的迅猛发展在可预见的将来必将彻底改变包括肝癌在内的肿瘤诊疗常规，但是如何将基础研究成果更好的转化为临床实际应用，控制检测成本，以及通过前瞻性的临床研究准确评估液体活检在肿瘤早诊筛查中的意义，还有大量的艰苦工作有待完成。

参考文献

1. 中华人民共和国卫生和计划生育委员会医政医管局. 原发性肝癌诊疗规范

（2017 年版）.中华消化外科杂志，2017，16（7）：705-720.

2. World Health Organization. Global hepatitis report 2017.Geneva:World Health Organization，2017.

3. Chen W，Zheng R，Baade PD，et al.Cancer statistics in China，2015.CA Cancer J Clin，2016，66（2）：115-132.

4. Torre L A，Bray F，Siegel RL，et al. Global cancer statistics，2012.CA Cancer J Clin，2015，65（2）：87-108.

5. Benson AB 3rd，D'Angelica MI，Abbott DE，et al.NCCN Guidelines Insights: Hepatobiliary Cancers，Version 1.2017.J Natl Compr Canc Netw，2017，15（5）：563-573.

6. Heimbach JK，Kulik LM，Finn RS，et al.AASLD guidelines for the treatment of hepatocellular carcinoma.Hepatology，2018，67（1）：358-380.

7. European Association for the Study of the Liver. EASL Clinical Practice Guidelines: Management of hepatocellular carcinoma.J Hepatol，2018，69（1）：182-236.

8. Diaz LA Jr，Bardelli A.Liquid biopsies: genotyping circulating tumor DNA.J Clin Oncol，2014，32（6）：579-586.

9. Zhou J，Yu L，Gao X，et al.Plasma microRNA panel to diagnose hepatitis B virus-related hepatocellular carcinoma.J Clin Oncol，2011，29（36）：4781-4788.

10. Lin XJ，Chong Y，Guo ZW，et al.A serum microRNA classifier for early detection of hepatocellular carcinoma: a multicentre，retrospective，longitudinal biomarker identification study with a nested case-control study.Lancet Oncol，2015，16

中国医学临床百家

(7)：804-815.

　　11. Xu RH，Wei W，Krawczyk M，et al.Circulating tumour DNA methylation markers for diagnosis and prognosis of hepatocellular carcinoma.Nat Mater，2017，16 (11)：1155-1161.

（韦玮　整理）

肝癌的诊断标准

11. 肝癌的临床诊断标准解读

在所有实体肿瘤中，唯有肝癌为可采用临床诊断标准，即在有典型的影像学表现的前提下不需要病理即可诊断的肿瘤。此临床诊断标准在国内、国外都被广泛认可，而且有着非侵袭性、简易方便和可操作性强等优点。在我国，原发性肝癌的发病率和病死率均占全球的 50.0% 以上，且不论是病因还是治疗方式的选择均有其自身的特点。因此制定一个符合我国特色的肝癌诊疗规范是非常有必要的，2011 年国家卫生和计划生育委员会发布了我国《原发性肝癌诊疗规范（2011 年版）》，倡导以外科为主的多学科联合的综合治疗。近些年随着对该规范不断深入的应用和实践，国家卫生和计划生育委员会再次组织专家对 2011 版的诊疗规范进行了修订，并于 2017 年 6 月发布了最新的《原发性肝癌诊疗规范（2017 年版）》。

新版《原发性肝癌诊疗规范（2017 年版）》强调对肝癌高危人群的筛查。我国作为一个肝癌大国，筛查肝癌高危人群，并对肝癌高危人群进行早期发现、早期诊断、早期治疗，是提高肝癌疗效的关键。肝癌的高危人群主要包括：具有乙型肝炎病毒和（或）丙型肝炎病毒感染、酗酒、非酒精脂肪性肝炎、食用被黄曲霉毒素污染食物，各种原因引起的肝硬化，以及有肝癌家族史等的人群，尤其是年龄 40 岁以上的男性风险更大。新版《原发性肝癌诊疗规范（2017 年版）》中明确血清甲胎蛋白联合肝脏超声检查仍是早期筛查的主要手段，建议高危人群每隔 6 个月进行至少 1 次检查。乙型或丙型肝炎及肝硬化是目前我国肝癌的较常见的高危因素，对于肝脏占位性病变的诊断和鉴别诊断有重要的价值。近年来，非酒精性脂肪性肝炎与原发性肝癌的关系越来越引起重视。

AFP 在缺乏敏感的影像学方法情况下曾被用于肝癌的临床诊断，如果 AFP ≥ 400 μg/L，在排除妊娠、慢性或活动性肝病及生殖腺胚胎源性肿瘤情况下，则高度提示原发性肝癌。结合原发性肝癌发生的高危因素、影像学特征及血清学分子标志物，依据路线图的步骤可对肝癌做出临床诊断。新版《原发性肝癌诊疗规范（2017 年版）》将 AFP 在诊断流程中删除，单独依靠影像学方法即可诊断原发性肝癌，与国际指南中的理念更为统一。具体流程为：

（1）有乙型肝炎或丙型肝炎，或者有任何原因引起肝硬化者，至少每隔 6 个月进行 1 次超声及 AFP 检测，发现肝内直径≤ 2 cm 结节，动态增强 MRI、动态增强 CT、超声造影及普美显动态增强 MRI 等 4 项检查中至少有 2 项显示有动脉期病灶明显强化、门脉或延迟期强化下降的"快进快出"的肝癌典型特征，则可做出肝癌的临床诊断。对于发现肝内直径＞ 2 cm 的结节，则上述 4 种影像学检查中只要有 1 项有典型的肝癌特征，即可临床诊断为肝癌。

（2）有乙型肝炎或丙型肝炎，或者有任何原因引起肝硬化者，随访发现肝内直径≤ 2 cm 结节，若上述 4 种影像学检查中无或只有 1 项检查有典型的肝癌特征，可进行肝穿刺活检或每 2 ～ 3 个月密切的影像学随访以确立诊断。对于发现肝内直径＞ 2 cm 的结节，上述 4 种影像学检查无典型的肝癌特征，则需进行肝穿刺活检以确立诊断。

（3）有乙型肝炎或丙型肝炎，或者有任何原因引起肝硬化者，如 AFP 升高，特别是持续增高，应该进行上述 4 种影像学检查以确立肝癌的诊断；如未发现肝内结节，在排除妊娠、活动性肝病、生殖胚胎源性肿瘤及上消化道癌的前提下，应该密切随访 AFP 水平，以及每隔 2 ～ 3 个月行 1 次的影像学复查。

肝癌常用的影像学检查包括超声、CT 和 MRI 等。影像学技术在肝癌诊断标准中的应用体现着医学影像学近几年迅速的发展，新版《原发性肝癌诊疗规范（2017 年版）》在肝癌的诊断方面也较 2011 版有所变化。在肝癌诊断的基本前提不变的情况下，即"具有肝硬化及 HBV 和（或）HCV 感染证据"，强调了超声造影和普美显核磁共振的影像学检查的重要性，凸显了影像学技术进步对肝癌精准诊断所提供的贡献。实时超声造影技术可以揭示肝肿瘤的血流动力学改变，帮助鉴别和诊断不同性质的肝肿瘤，通过声学造影以期获得对比明显、有特征性的声像图，可发现更小的肝癌，在评价肝肿瘤的微血管灌注和引导介入治疗方面同样具有优势。据文献报道，以肝肿瘤在动脉期呈高回声、延迟期呈低回声作为诊断肝癌的标准，则超声造影诊断肝癌的敏感性、特异性及准确性可分别达到 95%、100% 和 97%。核磁共振检查所用的普美显造影剂钆塞酸二钠注射液 （Gd-EOB-DTPA，商品名为普美显） 具有独特的 EOB 基团，随血流进入肝脏后可特异性的被肝细胞所吸收，没有或者仅有很少功能性肝细胞的病灶如囊肿、血管瘤、转移瘤等无法摄取普美显，通过这种无强化的病灶与强化的正常肝细胞间产生明显对比，不仅能较准确的诊断肝癌，而且还能更容易发现一些微小病灶，尤其是＜1 cm 的病灶，因此普美显核磁共振检查在小肝癌的诊断中有较大的临床应用价值，是目前最精准的肝癌影像学检查方法。

新版《原发性肝癌诊疗规范（2017 年版）》强调了原发性肝癌在 MRI 及 CT 增强扫描中特有的"快进快出"增强方式作为原发性肝癌影像学诊断的重要特点。CT 目前不仅常见被应用于肝癌临床诊断及分期，而且还可以被应用于肝癌局部治疗的疗效评价，特别对经肝动脉化疗栓塞（transarterial chemoembolization，TACE）后碘油沉积观察有优势。与《原发性肝癌诊疗规范（2011年版）》比较，数字减影血管造影（digital subtraction angiography，DSA）作为侵入性检查，其诊断价值基本被取代，已从诊断流程中删除。目前DSA技术更多用于肝癌局部治疗或急性肝癌破裂出血治疗等。DSA还能够为血管解剖变异和重要血管解剖关系，以及门静脉浸润提供正确客观的信息，对于判断手术切除的可能性和彻底性，以及决定合理的治疗方案有重要价值。

随着近几年研究的不断深入，《原发性肝癌诊疗规范（2017年版）》对于正电子发射型计算机断层显像（PET/CT）的认可相较2011年版有了较多的更新：通过PET/CT能够全面评价淋巴结及远处器官转移，从而对肝癌进行临床分期。还可准确显示解剖结构发生变化后或解剖结构复杂部位的复发转移灶，并指导放疗生物靶区的勾画、指引穿刺部位、评价靶向药物疗效及肿瘤恶性程度和预后等。

新版《原发性肝癌诊疗规范（2017年版）》指出因各种显像诊断均有其利弊、各种影像学检查手段各有特点，应该强调综合应用、优势互补、全面评估。这些信息将有助于肝癌的早期发现，提高肝脏占位性病变诊断的敏感度和特异度，为鉴别异型增生结节、局灶结节样增生和早期肝癌提供了良好的诊断方法（图2）。

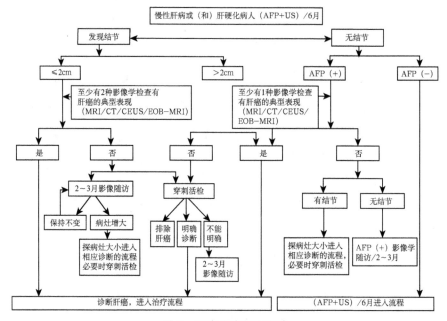

图2　肝癌的诊断路线图

（伊敏江　整理）

12. 肝内占位性病变穿刺活检应谨慎

如前面提到，肝癌是无需病理而根据实验室及影像学检查即可以作出明确诊断的恶性肿瘤，故具有典型肝癌影像学特征的肝内占位性病变，符合肝癌的临床诊断标准的患者，通常不需要以诊断为目的的穿刺活检。但是对于缺乏典型肝癌影像学特征的占位性病变，肝穿刺活检可获得病理诊断，对于确立肝癌的诊断、指导治疗、判断预后非常重要。尽管如此，肝穿刺活检仍存在相应的风险，如出血、针道肿瘤种植等一些列并发症。

肝内占位穿刺活检需要在超声或 CT 引导下进行，可用细针穿刺获得细胞学诊断，也可采用 18G 或 16G 肝穿刺空心针活检获得组织学诊断。据文献报道，用细针穿刺活检后符合细胞学诊断的灵敏度约为 87%～95.6%，特异性可达 100%，鉴别原发性和继发性肝癌的诊断符合率为 91%。但肝内占位性病变细针穿刺后获得的标本往往较少，标本过少会给正确诊断带来困难，因此条件允许的情况下，尽可能选用直径较大的穿刺针，获取更满意的标本。目前多采用在超声引导下进行穿刺，采用 16G 或者 18G 穿刺活检针获得条状组织，相较于细针穿刺细胞学检查大大提高了诊断的阳性率。通过肝穿刺活检取得的标本除了进行常规观察外，还可以进行电镜超微结构观察，免疫组织化学、酶学、肝炎病毒抗原检测，其应用价值更大。

肝内占位病变穿刺活检作为一种侵入性检查，可能会引起一系列并发症。最常见的可能是穿刺后局部疼痛，疼痛往往是暂时性的，可自行缓解，必要时可给予止痛药物。上文中提到穿刺后出血和针道种植是肝穿刺活检最主要的两大并发症。穿刺过程中如果损伤到相应脏器和器官，则还有引起气胸、胆汁性腹膜炎、感染、休克，甚至死亡的风险。

肝脏是人体血供非常丰富的器官，对肝内占位性病变进行穿刺时有着穿刺后出血的风险。因此，要严格掌握肝内占位性病变穿刺活检的适应证，术前应检查患者血小板和凝血功能，对于有严重出血倾向或严重心肺、脑、肾疾患和全身衰竭的患者，应避免肝穿刺活检。肝内占位穿刺活检所有并发症中，穿刺后出血是最常见而又引起穿刺后死亡的最主要原因。有文献报道肝内恶性占位性病变穿刺后更容易出血，肝内恶性肿瘤穿刺活检术后出血发生率为 0.28%～3.6% 不等。穿刺后出血一般量不多，可自行停止，常无症状。严重的出血可危及生命，发生率为 0.03%～0.24%，多在术后 2～4 小时发生，但是延迟性出血可发生在穿刺活检后 1 周，发生出血的原因可能和穿刺损伤门静脉、肝动脉、肝静脉、血管瘤等有关，因此，穿刺后应该密切观察患者生命体征，警惕穿刺后出血的风险。

肝内恶性占位病变穿刺活检一个比较重要的并发症是肿瘤破裂和针道种植。尤其是针道种植近年来备受关注。据相关文献报道，肝内恶性占位病变穿刺活检后针道种植发生率可以从 0.003%～0.009% 不等，Silva MA 等在一篇系统回顾和 Meta 分析文章中提到肝癌穿刺后针道种植总发生率为 2.7%，每年发生率为 0.9%，因此不建议对可接受根治性治疗的肝内病灶进行穿刺活检。但是经过各种检查仍不能确定诊断，亦不能排除恶性肿瘤的患者，应做腹腔镜探查或者剖腹探查，手术切除占位性病灶。为了避免肿瘤结节破裂或针道种植，在选择穿刺路径时需要经过正常的肝组织，避免直接穿刺肝脏表面的结节。推荐在肿瘤和肿瘤旁肝组织分别穿刺 1 条组织，以便客观对照提高诊断标准性。

肝内占位穿刺活检对肝内占位性病变有确诊意义，阳性结果可明确肝癌的诊断。但是肝穿刺的病理诊断存在一定的假阴性率，阴性结果不能完全排除肝癌的可能性，这更加限制了肝穿刺活检的临床应用。因此，对肝穿刺活检必须要慎重选择患者，严格掌握其适应证及禁忌证，随着肝穿刺活检及影像学技术不断改进，目前肝穿刺活检术安全性大大提高，因穿刺而引起的相应并发症也随之降低。尽管如此，肝穿刺活检术作为一种侵入性检查，不推荐作为一种常规性诊断方法，在临床工作中应谨慎对待。

参考文献

1. 中华人民共和国卫生和计划生育委员会医政医管局. 原发性肝癌诊疗规范（2017 年版）. 中华消化外科杂志，2017，16（7）：705-720.

2. Chou R，Cuevas C，Fu R，et al.Imaging techniques for the diagnosis of hepatocellular carcinoma: A systematic review and meta-analysis.Ann Intern Med，2015，162（10）：697-711.

3. 张志伟，陈孝平.《原发性肝癌诊疗规范》（2017 版）解读. 临床外科杂志，2018，（1）：5-8.

4. Hanna RF，Miloushev VZ，Tang A，et al.Comparative 13-year meta-analysis of the sensitivity and positive predictive value of ultrasound，CT，and MRI for detecting hepatocellular carcinoma.Abdom Radiol（NY），2016，41（1）：71-90.

5. 陈敏山，徐立，郭荣平. 小肝癌的多学科治疗. 北京：人民卫生出版社，2017.

中国医学临床百家

6. Young AL，Lodge JP.Needle-track seeding following biopsy of liver lesions in the diagnosis of hepatocellular cancer: a systematic review and meta-analysis.Gut, 2009，58（6）：887-888.

7. Rockey DC，Caldwell SH，Goodman ZD，et al.Liver biopsy.Hepatology, 2009，49（3）：1017-1044.

8. Cui Z，Wright JD，Accordino MK，et al.Safety, utilization, and cost of image-guided percutaneous liver biopsy among cancer patients.Cancer Invest, 2016，34（4）：189-196.

9. Kuo FY，Chen WJ，Lu SN，et al.Fine needle aspiration cytodiagnosis of liver tumors.Acta Cytol, 2004，48（2）：142-148.

（伊敏江　整理）

肝癌的影像学诊断

13. 不同影像学方法在肝癌诊断中的临床应用

医学影像学在肝癌临床诊断中占据非常重要的地位，影像学检查不但能够对肝癌进行定性诊断，更为重要的是，还可对肝癌进行精确地定位诊断，对临床上决定治疗方法和治疗方案起着至关重要的作用，是肝癌必不可少的检查。近年来，随着影像学技术的不断发展进步，肝癌的检出率也日益提高。肝癌的影像学检查现已形成包括超声、CT、MRI、血管造影和放射性核素显像等较完整的检查体系，各种影像学检查方法各有特点，应强调综合应用、优势互补。

超声检查 (ultrasonography, US)：腹部超声检查因操作简便、价格低廉、无创等特点，成为临床上最常用的检查方法。常规超声筛查可以敏感地检出肝内可疑占位性病变，准确鉴别是囊性或实质性占位病变，并观察病灶在肝内及邻近组织器官的播散与浸润；但其检查结果的准确性会受到操作者临床经验的影响，并且对于肝膈顶部和肋骨下的较小肿瘤（＜1cm）容易被漏诊。彩色多普勒超声不仅可以观察病灶内血供，也可明确病灶与肝内重要血管的毗邻关系，可用于指导治疗方法及手术方案的选择。超声造影是近年来开始广泛应用的技术，可以实时显示肝肿瘤的血流灌注，赋予超声类似CT/MRI的增强显像功能，可发现更小的肝癌，大大提高了超声对小肝癌的诊断率，并在评价肝肿瘤的微血管灌注和引导介入治疗方面具有优势。

X线计算机断层成像：CT可清楚显示肝癌的大小、数目、位置、形态、扩散范围，以及与肝内管道的关系，在临床治疗方案的制订中有重要的价值。常规采用平扫＋增强扫描方式（常用碘对比剂），增强后能显示肿瘤的血管灌注状态、病变，和正常肝组织的密度差异清晰可辨，大大提高了肝癌的诊断准确性。肝癌的典型表现为动脉期显著强化，门脉期或延迟期强化下降，呈"快进快出"强化方式。快速螺旋CT在一次屏气时间内即可完成整个肝脏的扫描，可克服呼吸运动产生的伪影问题，CT检查被广泛应用于肝癌临床诊断及分期。在肝癌疗效评价方面，特别对经肝动脉化疗栓塞后微小肝癌病灶碘油沉积的观察具有优势。同时，由于CT在放射治疗的定位、三维肝体积和肿瘤体积测量、肺和骨等其他器官转移评价方面的价值，其在肝癌诊疗中被广泛应用。

磁共振成像：MRI由于具有无辐射，软组织分辨率高，可以多方位、多序列、多参数成像，以及形态结合功能与代谢（如弥散加权成像、体素不相干运动、灌注成像和波谱分析等）综合成像等特点，目前已经成为临床肝癌检出率最高、诊断最为准确的最常用影像学技术。MRI 常规采用平扫＋增强扫描方式（常用对比剂钆喷酸葡胺），在肝癌诊断中远远超过增强 CT，其诊断准确率高达 90% 左右。近年来，肝细胞特异性对比剂的出现，尤其是钆塞酸二钠（Gd-EOB-DTPA，普美显），显著提高了不典型肝癌和早期肝癌的检出率。此外，MRI 对评估各种治疗疗效很有帮助，如经皮瘤内酒精注射术、射频消融术或微波固化术后，肿瘤坏死在 T2 期显示为均匀的低信号，如果肿瘤内部信号不均匀，则常常提示治疗后坏死不完全。

数字减影血管造影：DSA 是一种侵入性创伤性检查，不列入常规检查项目，仅在其他无创性检查难以确定占位病变性质时可考虑应用。此外，DSA 不仅起诊断作用，还更多被应用于肝癌局部治疗或急性肝癌破裂出血治疗等。DSA 是介入治疗术前评估的常用方法，是判断肝脏血管形态的金标准。肝癌行 DSA 检查的主要表现是肿瘤血管增生紊乱和肿瘤染色，还可明确显示肝肿瘤数目、大小及其血供情况，对于判断手术切除的可行性，以及决定合理的治疗方案有重要价值。

正电子发射计算机断层成像（positron emission tomography/CT，PET/CT）：PET 属于功能影像学，PET/CT 将 PET 与 CT 融为一体，即由 CT 提供病灶精确定位的同时，由 PET 提供病灶详尽的分子信息，如功能代谢等。近年来，氟 -18- 脱氧葡萄糖（^{18}F-FDG）PET/CT 被广泛应用于肝癌的诊断中，但研究表明其对肝癌的诊断价值有限，阳性预测值低于 40%。^{18}F-FDG PET/CT 在肝癌诊断中的作用主要有以下几个方面：①了解肝癌的全身转移情况，对肿瘤进行分期。②疑为肝转移瘤时查找肿瘤的原发部位。③评价肿瘤的良恶性及恶性程度。④肿瘤治疗后的疗效评价，确定有无残留或复发。

每种影像学检查手段各有其优缺点，因此，面对众多影像学方法时，临床医师要从临床诊断需要出发，结合临床特征及血清学检查，选择合适的检查手段，必要时要结合多种影像学手段，以达到取长补短，使肝癌患者得到明确诊断、及早治疗的目的。

我国《原发性肝癌诊疗规范（2017 年版）》中肝癌的诊断标准中明确表示：有乙型肝炎或丙型肝炎，或者有任何原因引起肝硬化者，如发现肝内直径≤ 2cm 结节，动态增强 MRI、动态增强 CT、超声造影及普美显动态增强 MRI 四项检查中至少有两项显示有动脉期病灶明显强化、门脉或延迟期强化下降的"快进快出"的肝癌典型特征，则可做出肝癌的临床诊断；对于发现肝内直径＞ 2cm 的结节，则上述四种影像学检查中只要有一项有典型的肝癌特征，即可临床诊断为肝癌。从中体现出影像学检查对肝癌诊断的重要性，亦明确表示动态增强 MRI、动态增强 CT、超声造影及普美显动态增强 MRI 影像学为肝癌的标准诊断方法。

因此，临床上多采用超声作为肝癌的常规筛查，一经发现可疑的肝内占位性病变，必须在动态增强 MRI、动态增强 CT、超声造影和普美显动态增强 MRI 中选择两个做进一步检查，其中以普美显动态增强 MRI 最为准确。

14. 增强磁共振应作为肝癌影像诊断的首选方法

对于肝癌 MRI 检查诊断，结合其他序列上相关征象进行综合判断，可提高肝癌诊断准确率。研究表明，MRI 在肝癌诊断中有超过 CT 的趋势，其诊断准确率接近 90%。

MRI 的分辨率高，软组织对比度良好，不同组织有不同的信号特征，更容易发现早期肝癌病变。我国肝癌大多数是从肝炎发展转变而来，从肝炎到肝硬化的再生良性结节到不典型增生的不良结节再发展到肝癌，超声和 CT 都较难判断结节性质，但 MRI 的分辨率更高，相对更容易做出诊断。肝癌合并肝内转移十分常见，MRI 更能够发现肝内及病灶周围细小转移灶，有利于治疗方案的选择及术前手术方案的制定。

MRI 可多序列成像，显著提高肝癌的检出率。肝癌时 T1 和 T2 弛豫时间延长，多数病例 T1 加权像，肿瘤表现为较癌旁肝组织低或等信号强度，而在 T2 加权像上显示高信号强度。肿瘤包膜存在时，T1 加权像表现为肿瘤周围呈低信号强度环，有利于病灶的诊断。MRI 能显示门静脉和肝静脉分支，肿瘤侵犯血管时，可清晰显示血管的受压推移；癌栓在 T1 加权像为中等信号强度，T2 加权像呈高信号强度。结合多序列成像，MRI 对良恶性肝脏占位病变，尤其对血管瘤的鉴别诊断优于 CT。

增强 CT 或 MRI 表现依赖于病灶的血供状况，典型的表现呈"快进快出"强化类型，而肝癌癌灶血供状况不同或其在发展过程中不同阶段血供形式发生变化会影响其诊断。因此，仅依据常规平扫 + 增强 MRI 扫描技术对肝癌做出定性诊断仍有不足之处。近年来，形态结合功能与代谢的定量新技术层出不穷，使得肝癌检出率进一步提高。目前临床上应用广泛的是 MRI 弥散加权成像（diffusion weighted imaging，DWI）技术和肝细胞特异性对比剂。

DWI 是一种能够在活体组织内检测水分子扩散运动的无创性技术，各种原因造成细胞间隙变窄，水分子运动就会受限加重。它通过弥散系数（apparent diffusion coefficient，ADC）值的检测数据来成像，进而反映机体组织结构的生理和病理特征。肿瘤病灶由于肿瘤细胞异常增生，导致细胞外间隙的空间减小，位于细胞和细胞间的组织液弥散比正常细胞更加受限，其 ADC 值明显更低。在囊性病变中，水分子的运动相对自由，其 ADC 值明显高于其他实质性肿块。而肝血管瘤中，常伴有瘢痕、出血、纤维化间隔出现，且血液的黏滞度明显高于囊肿的囊液，ADC 值低于囊肿。

肝细胞特异性对比剂能够提供肝脏动态期和特异期的双重信息，病灶检出率高于传统 MRI 对比剂。目前，以普美显在临床上应用较为广泛。普美显 50% 经肝脏排泄，50% 经肾脏排泄，增加了肝脏的特异性并减轻了肾脏毒性。正常肝细胞在应用普美显 3 min 左右开始摄取，20 min 左右时强化效果显著（"亮"），而病灶不摄取（"暗"），肝实质与病灶的对比反差显著，病灶易于显示。研究表明，约 10% 的 HCC 仅在普美显特异期被检出。对于超声及常规 CT/MRI 增强的不典型肝癌，尤其是早期 HCC，进一步行普美显增强 MRI 检查，有助于提高诊断的准确性。此外，对于伴有高危因素（如 AFP 进行性升高、肝硬化）的患者，即使其他影像学检查阴性，推荐行普美显增强 MRI 检查。

因此，MRI 软组织分辨率高，通过综合多序列成像特点，以及结合功能与代谢综合成像特征，可显著提高肝癌的检出率，推荐作为首选的肝癌影像学诊断方法。

15. PET/CT 在肝脏肿瘤诊断中的价值

PET/CT 通过将 PET 与 CT 有机结合在一起，由 CT 提供病灶的精确解剖定位，而 PET 提供病灶详尽的功能与代谢等分子信息，可以同时反映病灶的病理生理变化和形态结构，达到早期发现病灶和诊断疾病的目的。

PET/CT 是目前放射性核素显像中应用最为广泛的检查，而 ^{18}F-FDG 又是 PET/CT 最常使用的示踪剂。正常肝组织与病变之间核素摄取能力存在差异，^{18}F-FDG 引入体内后被肿瘤细胞大量摄取，由于被脱氧无法生成二磷酸己糖，不能参与下一步代谢，滞留于肿瘤细胞内。标准摄取值（standardized uptake value，SUV）是 PET/CT 临床和科学研究中应用最广泛的半定量分析指标，其数值高低与细胞活性及良恶性程度有关，也和肿瘤细胞的分化程度相关。临床上常根据 SUV 值的大小来鉴别良性病变与恶性肿瘤，并提示肿瘤的恶性程度。通常将 SUV = 2.5 作为良恶性鉴别界限，SUV > 2.5 考虑为恶性肿瘤，SUV 介于 2.0 ~ 2.5，为临界范围，SUV < 2.0 可以考虑为良性病变。应该指出的是，SUV 值受到病灶大小、系统分辨率、患者本身因素和肿瘤本身因素等多因素的影响。因此，在临床工作中，应结合其他影像学表现及临床特点对病变进行鉴别诊断，把 SUV 值当作重要的参考指标而非绝对的鉴别诊断标准。

然而，^{18}F-FDG 在细胞内的积聚还取决于其在细胞内磷酸化及去磷酸化的过程。正常肝组织内含有特异的葡萄糖 -6- 磷酸酶，去磷酸化过程增强，^{18}F-FDG 在肝细胞内积聚不明显。与之相似，分化程度高的肝癌中葡萄糖 -6- 磷酸酶的活性相对较高，造成了在肝脏原发性肿瘤诊断方面的局限性。研究也表明 ^{18}F-FDG PET/CT 对肝癌的诊断价值有限，阳性预测值低于 40%，尤其是对于高分化的 HCC。碳 -11 标记的乙酸盐（^{11}C-Acetate）或胆碱（^{11}C-Choline）PET 显像可提高对高分化肝癌诊断的敏感度，与 ^{18}F-FDG PET/CT 显像具有互补作用。

PET/CT 对发现肝内外转移灶敏感性和特异性高是其主要优点，也是其他常规影像学检查所不具备的。有研究报道，PET/

CT诊断肝内多发转移的敏感性高达96.3%。通过一次检查能够全面评价肝内、淋巴结及远处器官转移情况，对肿瘤进行分期。对于可疑肝转移瘤患者，PET/CT有助于查找肿瘤的原发部位。此外，PET/CT检查不受解剖结构的影响，能准确显示解剖结构复杂部位或术后解剖结构发生变化的残留或复发病灶，可应用于肿瘤治疗后的疗效评价和肿瘤的再分期。

因此，临床上PET/CT并非是肝癌常规的影像诊断方法，特别是早期的肝癌。而推荐其应用于以下几个方面：①了解肝外有无转移，常用于准备接受肝移植的肝癌患者，较晚期肝癌，特别是肝胆管细胞癌以了解淋巴结及远处器官转移情况。②肝转移瘤以查找恶性肿瘤的原发部位。③评价肿瘤的良恶性及恶性程度。④肿瘤治疗后的疗效评价，确定有无残留或复发。

参考文献

1. 中华人民共和国卫生和计划生育委员会医政医管局. 原发性肝癌诊疗规范(2017年版). 中华消化外科杂志，2017，7：635-647.

2. 陈敏山，卢丽霞. 肝癌的医学影像学诊断概况. 中华肝脏病杂志，2003，9：561-561.

3. 苏赞瑞，莫定彪. 医学影像学在肝癌诊断中的应用. 医学综述，2009，16：2502-2506.

4. European Association for the Study of the Liver.EASL Clinical Practice

Guidelines: Management of hepatocellular carcinoma.J Hepatol, 2018, 69 (1)：182-236.

5. 陈佳鑫，吴莉莉，郑荣琴. 超声造影在肝硬化结节恶变筛查中的价值. 中华肝脏外科手术学电子杂志, 2018, 7 (03)：221-225.

6. 全紫薇，陶蓉. 肝癌的影像学检查方法研究进展. 医学研究杂志, 2013, 42 (09)：159-162.

7. 张春雨，付宇，李晓东，等. 肝癌的影像学诊断进展. 临床肝胆病杂志, 2017, 33 (07)：1266-1269.

8. 杜春梅. 肝细胞肝癌临床诊断实施 CT 与 MR 影像学检查的应用价值比较. 中国医药指南, 2017, 15 (34)：33-34.

9. 吴一田，耿建华. 正电子发射断层扫描标准摄取值及其在肿瘤诊断中的应用进展. 中国医学装备, 2017, 14 (01)：117-121.

10. 艾书跃，吴建伟，吕毛古，等. ^{18}F-FDG PET/CT 显像在肝脏恶性肿瘤的初步应用. 临床肿瘤学杂志, 2007, 12 (04)：279-281, 284.

（王骏成　陈敏山）

肝癌的血清学诊断

16. 甲胎蛋白是肝癌诊断中的双刃剑

　　甲胎蛋白是一种酸性糖蛋白，在血清中的半衰期为 3.5~6 天。胎儿中主要由胎儿肝细胞和卵黄囊细胞合成，甲胎蛋白在胎儿血液中的含量较高。出生后血清中含量锐减，出生后 2~3 个月基本被白蛋白所替代。在正常成人的血液中含量较低，主要由肝脏合成，一般为 5~10ng/ml。一旦升高，则需要引起高度警惕。可以引起甲胎蛋白升高的原因有很多：包括原发性肝癌、畸胎瘤、胃肿瘤、肺癌、胰腺癌和胆管癌。在部分肝炎（15%~58%）、肝硬化（11%~47%）的患者中也可有升高。其中，临床上最为常见和升高最为显著的为原发性肝癌。

　　甲胎蛋白是目前全世界应用最广泛的原发性肝癌诊断和监测的血清学肿瘤标志物，被临床应用数十年，其临床价值得到了世界范围内的认可。甲胎蛋白可作为原发性肝癌的早期筛查诊断、治疗效果和复发的评价依据。《原发性肝癌诊疗规范（2017 版）》中明确提到血清甲胎蛋白和肝脏超声检查是早期筛查的主要手段，建议高危人群每隔 6 个月至少进行 1 次检查。相比于欧美肝癌诊断指南，2017 年版的规范更加重视甲胎蛋白的价值，提出对于超声未发现肝内病灶同时伴有甲胎蛋白升高（定义为超过正常值上限同时不伴有肝病活动）的患者，需要增加影像学检查项目以确认是否存在肝内病灶及其性质，或者每间隔 2 ～ 3 个月观察患者的甲胎蛋白变化。目前临床上血清甲胎蛋白是诊断肝癌常用而且重要的方法。诊断标准为：AFP ≥ 400μg/L，排除慢性或活动性肝炎、肝硬化、睾丸或卵巢胚胎源性肿瘤及怀孕等。虽然对于诊断标准的具体值仍有争议，但是甲胎蛋白诊断肝癌的意义是被公认的。

AFP 不仅对于肝癌的诊断有重要价值，而且对于治疗预后的评估非常有意义。笔者对中山大学肿瘤防治中心的 107 例原发性肝癌患者肝切除术后血清 AFP 代谢进行了前瞻性研究，发现 AFP 的半衰期为 3.0 ～ 9.5 天。肿瘤大小、转氨酶和术前 AFP 值对 AFP 半衰期无影响。而 AFP 半衰期是评估原发性肝癌术后预后的有效指标，当 AFP 半衰期在 3.0 ～ 9.5 天内，意味着肝切除术是根治性的，预后较好；如果 AFP 半衰期超过 9.5 天，手术可能是姑息性切除，应予积极辅助治疗。相关文献也证实了术后 AFP 水平与远期预后密切相关，术后 AFP 水平越高，其远期生存率越低、复发率越高。同时甲胎蛋白还是肝癌患者治疗后随访的重要指标，甲胎蛋白治疗后再次升高则提示肝癌复发。

虽然甲胎蛋白在肝癌中具有广泛的应用和较高的临床价值，但是其自身也远非尽善尽美，主要的不足是其敏感度和特异度均不令人满意。以不同的血清 AFP 界值对肝癌的诊断效能来看（表3），甲胎蛋白的灵敏度显然不能让人满意。这也成为了制约其在肝癌的早期筛查中应用的主要因素。主要的原因是 30% ～ 40% 的肝癌患者呈 AFP 阴性。在早期筛查中，这部分患者往往容易被漏诊。

表 3　不同血清 AFP 界值对肝癌的诊断价值

AFP 界值（ng/ml）	灵敏度（%）	特异度（%）	dOR
20 或 25	73.6	87.4	25.027
200	56.8	97.0	53.599
400	42.2	97.7	32.820

在慢性或活动性肝炎、肝硬化、睾丸或卵巢胚胎源性肿瘤及怀孕等情况下，都会出现 AFP 水平的升高。中国是乙肝大国，绝大多数肝癌患者伴有乙型肝炎病毒的感染，其中部分患者已经进展为乙肝肝硬化。在大量的肝病背景下，应用 AFP 诊断肝癌难以避免会受到干扰。

甲胎蛋白是筛查诊断肝癌的利器，也是目前已知最优的肿瘤标志物，要重视其临床价值，特别是其在早期筛查中具有的便捷、经济、相对可靠的优点。同时，也必须清醒的认识到其自身固有的特异性和敏感性不足的缺点。面对甲胎蛋白阴性的患者，必须保持警惕，灵活运用超声和影像学手段加以排查，以提高早期诊断率，避免漏诊、误诊。甲胎蛋白是一把双刃剑，运用得当可以帮助早期筛查诊断，如果盲目迷信其结果也可能导致漏诊、误诊。"尽信书不如无书"，要辩证看待甲胎蛋白的意义，综合多种诊断线索，提高肝癌的早诊率。

参考文献

1. 贾户亮，刑戌健，叶青海，等. 甲胎蛋白在原发性肝癌临床诊断中的应用. 中国医学科学院学报，2008，30（4）：440-443.

2. 中华人民共和国卫生和计划生育委员会医政医管局. 原发性肝癌诊疗规范（2017 年版）. 中华消化外科杂志，2017，（7）：635-647.

3. 万德森，李锦清，陈敏山. 原发性肝癌切除术后血清甲胎蛋白半衰期的测定及其临床意义. 中华消化杂志，1995，15（04）：206-208.

4. 徐琳丽. 原发性肝癌术后甲胎蛋白水平与预后的关系研究. 中华全科医学，2014，12（12）：2049-2050，2065.

5. 徐建业，林丁，李伟道，等. 甲胎蛋白诊断原发性肝癌准确性的系统评价. 中国循证医学杂志，2009，9（05）：525-530.

（朱应钦　陈敏山）

17. PIVKA–II 可作为肝癌血清标志物的补充

甲胎蛋白是目前世界上应用最广泛的肝癌血清标志物，然而其敏感性和特异性均不令人十分满意。因此，各国的临床医生一直致力于寻找更好的肝癌血清标志物。

血清异常凝血酶原Ⅱ，即维生素 K 缺乏或拮抗剂Ⅱ诱导的蛋白质（PIVKA-II，protein induced by vitamin K absence or antagonist-II），又称脱 -γ- 羧基凝血酶原（des-gamma-carboxy prothrombin，DCP）是近年新发现的肝癌血清标志物。异常凝血酶原与正常凝血酶原的区别在于其氨基酸特定位置上的谷氨酸残基未经羧基化。

肝癌组织产生 PIVKA-II 的机制主要是肝癌细胞中 γ 谷氨酰羧化酶活性受损、维生素 K 代谢异常导致凝血酶原前体在肝癌组织中的过表达。相关研究认为肝癌患者中 PIVKA-II 的升高与维生素 K 的缺乏无关，肝癌患者在补充了维生素 K 后 PIVKA-II 的水平不会下降，相反在肝癌切除或者肿瘤治疗消退后 PIVKA-II 的水平会明显下降。这些证据表明，肝癌患者血清中 PIVKA-II 的水平升高是因为肝癌细胞的影响。

目前 PIVKA-II 在日本、韩国、欧美等国家已被应用于临床。在我国，PIVKA-II 的临床价值也越来越被重视，其在肝癌的临床应用主要包括肝癌的筛查、诊断、疗效评价及监测复发。

PIVKA-II 可以应用于肝癌的早期筛查。肝炎是肝癌的重要危险因素，在我国超过 80% 的肝癌患者同时伴有乙肝的感染。研究表明慢性乙型肝炎相关性肝癌患者中 PIVKA- II 诊断肝癌的敏感性优于 AFP。虽然在其他消化系统肿瘤和继发性肝癌中，PIVKA-II 也会有轻度升高，但是远远低于原发性肝癌的升高水平。作为肝癌早期筛查的血清标志物，根据 ROC 曲线结果，综合考虑其灵敏度和特异度，PIVKA-II 检测肝癌的最佳临界值为 25.5mAU/ml，其检测肝癌的灵敏性明显优于 AFP，但劣于两者联合检测。

PIVKA-II 可用于肝癌的诊断。近年来的研究表明，PIVKA-II 在敏感度、特异度、诊断效率等方面优于肿瘤标志物甲胎蛋白。此外，研究表明 PIVKA-II 在 AFP 阴性的肝癌患者中的敏感性为 46.2%，且与 AFP 的水平无相关性，因此可以作为 AFP 很好的补充，提高肝癌的早期诊断率。综合考虑灵敏度和特异度，以 40mAU/ml 作为诊断肝癌的临界点得到了普遍认可。

PIVKA-II 可作为监测肝癌肿瘤负荷变化和疗效评估的指标。血清 PIVKA-II 水平可以反映肿瘤直径大小。对于小肝癌和治疗后复发的肝癌而言，术前高水平的 PIVKA- II（≥ 200mAU/ml）是提示肿瘤易于复发的信号。对于进展期肝癌患者，PIVKA-II 水平是影响介入治疗后生存时间的独立影响因子。另外，PIVKA-II 水平能预测射频消融术后的复发。因此，在选择射频消融治疗时，应将 PIVKA-II 列入观察指标。相关研究表明血清 PIVKA-II 阳性的患者 5 年生存率明显低于术前血清 PIVKA-II 阴性的患者，分别为 43.9% 和 64.7%。以上结果表明 PIVKA-II 是一个可靠的肿瘤标志物，可以独立预测肝癌患者的临床预后。

综上所述，可看到 PIVKA-II 作为一个新型的肿瘤标志物，在肝癌的早期筛查、诊断和预后的判断上均有突出的临床价值。同时其作用独立于目前临床上常用的肿瘤标志物甲胎蛋白。因此 PIVKA-II 可以作为 AFP 临床应用的重要补充，二者互相结合，互相印证，可以提高我们应对肝癌的诊断效能。

参考文献

1. Inagaki Y，Tang W，Makuuchi M，et al.Clinical and molecular insights into the hepatocellular carcinoma tumour marker des-γ-carboxyprothrombin.Liver Int，2011，31（1）：22-35.

2. Kiriyama S，Uchiyama K，Ueno M，et al.Triple positive tumor markers for hepatocellular carcinoma are useful predictors of poor survival.Ann Surg，2011，254（6）：984-991.

3. Truong BX，Yano Y，VAN VT，et al.Clinical utility of protein induced by vitamin K absence in patients with chronic hepatitis B virus infection.Biomed Rep，2013，1（1）：122-128.

4. 濮珏彪，王学锋，彭奕冰．血清异常凝血酶原检测在原发性肝癌临床诊断中的应用．检验医学，2014，29（03）：270-273.

5. 金超超，舒心，黎功．血清 PIVKA-II 在肝细胞肝癌中的应用进展．肝癌电子杂志，2014，1（03）：46-51.

6. 陈小红，崔儒涛，王宝恩，等 .PIVKA Ⅱ 在肝细胞癌诊断中的价值 . 临床消化病杂志，2002，（4）：156-159.

7. Fujiyama S，Tanaka M，Maeda S，et al.Tumor markers in early diagnosis，follow-up and management of patients with hepatocellular carcinoma.Oncology，2002，62（Suppl 1）：57-63.

8. Bae HM，Lee JH，Yoon JH，et al.Protein induced by vitamin K absence or antagonist-II production is a strong predictive marker for extrahepatic metastases in early hepatocellular carcinoma: a prospective evaluation.BMC Cancer，2011，11：435.

9. Hatanaka T，Kakizaki S，Ueno T，et al.Transarterial infusion chemotherapy using fine-powder cisplatin in patients with advanced hepatocellular carcinoma.Gan To Kagaku Ryoho，2014，41（2）：205-209.

10. Youn JK，Lee JM，Yi NJ，et al.Pediatric split liver transplantation after Fontan procedure in left isomerism combined with biliary atresia: a case report.Pediatr Transplant，2014，18（8）：E274-279.

11. 袁联文，唐伟，李永国，等 . 脱 - γ - 羧基凝血酶原：一种有用的血清肝癌标志物 . 中华普通外科杂志，2004，（08）：57.

（朱应钦　陈敏山）

肝癌的多学科团队建设

18. 多学科治疗是肿瘤治疗进步的必然趋势

（1）多学科治疗是国际肿瘤治疗管理的常规

多学科治疗是指通过多个不同医学学科的配合，对癌症患者进行联合诊断和治疗，从而达到可"根据癌症患者的身心状况，肿瘤的具体部位、病理类型、侵犯范围（病期）和发展趋向，结合细胞分子生物学的改变，有计划地、合理地应用现有的多学科各种有效治疗手段，以最适当的经济费用取得最好的治疗效果，同时最大限度地改善患者的生活质量"的目的。

癌症的主要治疗方法有多种，而最主要是手术切除、放射治疗和药物治疗。手术治疗肿瘤的历史最长，最早是 1809 年 Ephraim McDowell 医生首次行手术切除卵巢肿瘤，使此女性患者生存了 39 年。而 1890 年 Halsted 设计的乳腺癌根治术，成为了癌症根治性切除的基本原则。然而手术切除属于局部治疗，只有在癌症尚局限于原发部位及区域性淋巴结时才有效。对于局部广泛浸润和远处转移，以及微小或亚临床的转移病灶，手术是无能为力的。同样，常用的癌症放射治疗也是局部治疗方法。近年放射设备的改进和对放射物理特性的了解，加上放射生物学、肿瘤学及其他学科发展的促进，使放射肿瘤学得到飞速发展，对不少早期癌症，如鼻咽癌、宫颈癌等有较好疗效。但放射治疗同样是局部治疗，难以治疗多发的病灶和防治远处转移。化学治疗是最早应用于癌症治疗的系统性治疗，有不少癌症如霍奇金病、中高度恶性非霍奇金淋巴瘤、睾丸癌等，可通过化疗而获得治愈；以手术治疗为主的乳腺癌、骨肉瘤、软组织肉瘤和大肠癌等，可通过术后辅助化疗而达到治愈。然而不少癌症仍对化疗不敏感，或肿瘤抗药性的产生而导致治疗失败。近年发展最快的靶向药物治疗是近 20 年出现的新疗法，已经成为继化疗后，恶性肿瘤最主要的系统性治疗方法。其中的免疫靶点药物取得了令人瞩目的治疗效果。其他的治疗方法还有：血管介入治疗、局部消融治疗、生物治疗等，这些不同的治疗方法归属于不同的临床学科。

由于肿瘤治疗方法众多，治疗方案的决定常常需要在不同方法中取舍，这就需要各个学科医生一起来商量、讨论，权衡不同治疗方法的优劣，为患者选择"以最适当的经济费用取得最好的治疗效果，同时最大限度地改善患者的生活质量"的治疗方案。同时，单一的肿瘤治疗方法效果常常不令人满意，就需要联合其他治疗方法，以取得更好的疗效，此时多学科医生的配合至关重要。

　　而现代肿瘤治疗方法更加需要影像学的指导，以达到精准地治疗，此需要影像医生配合来明确肿瘤的性质、大小、数目、部位等；而根据癌症不同病理类型和分子靶点，其药物治疗又完全不同，因此病理学及分子病理学也成为制订肿瘤治疗方法的重要依据。在肿瘤治疗多学科团队中，影像科医生与病理医生是必不可少的。另外，康复、心理、护理、造口等专业人员也常常是多学科团队的成员。

　　综上所述，通过多学科团队的建立，对患者进行多学科治疗才能保证"以最适当的经济费用取得最好的治疗效果，同时最大限度地改善患者的生活质量"的目的能够达到。因此，多学科综合治疗在肿瘤中的作用已被国内外肿瘤学界多数学者所认同，单一手段治疗恶性肿瘤的时代已成为过去。事实上，多学科治疗理念源自美国和英国，在欧美国家已经得到普及，MDT 治疗已成为肿瘤治疗的国际趋势和常规。英国将 MDT 治疗作为肿瘤治疗中的强制标准来推行。其他欧美国家，MDT 模式已成为医院肿瘤治疗体系的重要组成部分，可为肿瘤患者提供最佳的个体化诊疗方案及高质量的医疗服务。国际一些肝病协会、医疗机构如意大利肝脏研究协会等，已发表多学科肝癌管理共识、意见或方案，这些共识或方案根据循证医学证据和专家讨论制定，在临床实践中指导治疗，实现肝癌综合管理的规范化与个体化。而在我国肿瘤 MDT 亦已经成为共识和发展方向，在各大肿瘤医院已经成为医疗常规，而在综合医院也在逐步开展中。

（2）多学科模式有利于肿瘤患者的治疗

肿瘤 MDT 制度下，MDT 会诊最常用于患者治疗方案的制订和实施。在 MDT 会诊中，会集中肿瘤患者所涉及的外科、内科、化放疗科、影像科、介入科和病理科等多个学科的专家，对患者的具体情况进行充分讨论，最终制定出科学、合理、规范的个性化综合诊治方案。目的是为肿瘤治疗争取最佳治疗时机、最大限度减少肿瘤误诊误治，最终达到提高肿瘤治疗效果的目的。另外，多个学科一起会诊，亦使需要多个学科会诊的患者，免于多次往返于不同学科医生之间的繁琐，使患者获得最佳诊疗效果的同时，还能有效避免医疗资源浪费，使社会和病患获益最大化。

国外 MDT 经验表明，MDT 模式可显著延长患者的生存时间，使更多患者获得早诊早治的机会。旧金山退伍军人事务医疗中心（Veterans Affairs Medical Center）报道了建立肝癌 MDT 团队后，进行外科治疗的患者是 MDT 建立之前的 2 倍，更多的患者在肝癌更早的阶段被诊断和治疗，患者生存时间与随访时间也显著延长。

（3）MDT 团队有利于提高医疗机构的整体治疗水平

MDT 团队在临床实践中，通过各个专业医生的交流与讨论，判断哪种手段更适合患者作为首次治疗方法，以及后续的治疗是选择单一治疗手段或多个治疗手段的联合治疗。在治疗过程中，严密观察治疗反应和疾病进展，及时调整治疗方案。团队成员定期进行经验和信息的交流，持续跟踪肝癌相关循证指南或文献，制定并不断完善规范化和个体化诊疗方案。MDT 模式建立会诊和病例讨论制度，有利于团队成员扩展专业知识，获得宝贵的临床经验。MDT 模式还可通过 MDT 学术会议使得多学科专家之间的深入交流与紧密合作，实现肿瘤诊疗理论、技术和经验的全面融合，以建立完善的统一医疗管理及综合医疗服务体系，提高医疗机构的整体治疗水平。

（陈敏山）

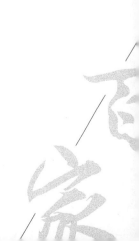

19. 肝癌需要 MDT 管理模式和多学科联合治疗

肝癌的是一个远较于其他恶性肿瘤复杂的癌症，其预后影响因素多，分期较难，治疗方法众多，单一治疗方法疗效欠佳。因此非常需要多个学科的协助，进行多方法联合治疗，来进一步提高疗效。原因如下：

①肝癌的病情复杂，影响预后的关键因素众多，目前国际上存在多个肝癌临床分期，至今仍然没有一个公认可行的肝癌临床分期，这给肝癌临床研究和临床指引带来了极大的困难。

②肝切除术是目前疗效最好的治疗方法，但肝癌的手术治疗效果难以满意，即使近 20 多年肝脏外科技术有很大的提高，小肝癌切除术后的 5 年生存率一直徘徊在 50% ～ 60%，小肝癌根治性切除术后的 5 年复发率仍高达 43.5%，因此外科手段极其需要联合其他不同学科的治疗手段，来降低复发率、提高生存率。

③近 10 多年来，以射频消融为代表的非切除性治疗手段快速发展，非切除性手术治疗（包括消融治疗、血管介入治疗等）肝癌的疗效在某些病例中接近甚至等同于手术切除，以前只能采取手术切除的部分肝癌患者可以选择非手术切除的方式进行治疗，且患者的生存期和生活质量得到保证和提高。临床上这部分病例需要在手术切除还是非切除手术治疗之间进行权衡和评估，这就需要进行多个学科联合会诊为患者制订合理可行的治疗方案。

④即使是早期肝癌，亦是全身性疾病的局部表现；中晚期肝癌更是一个涉及整个肝脏和全身机体的病变，需要兼顾肝脏功能

的保护和进行全身性药物治疗，这包括了抗病毒、抗炎、护肝、化疗、靶向药物治疗、免疫生物治疗等，因此，肝癌患者的治疗绝对不是一个学科能够解决的。

以上问题表明，肝癌的治疗极其复杂，与其他常见恶性肿瘤相比，肝癌治疗存在更多的困难亟需解决。大多数肝癌由乙型肝炎病毒所致，常合并不同程度的肝炎肝硬化，是"一人三病"，迫使医生在治疗肝癌过程中既要考虑如何杀灭肿瘤，也要关注肝功能的保护和抗病毒治疗。另外，影响肝癌预后因素众多，以及治疗手段的多样化，更使得肝癌的临床分期和治疗指南难以合理系统地制订和施行。在这种状况下，充分考虑个体因素的肝癌多学科治疗非常重要，而肝癌多学科 MDT 团队的建立与管理模式的推行，既是肿瘤治疗的国际发展趋势，更是有效实行肝癌规范化治疗和多学科联合治疗的重要保证。

肝癌综合治疗方面的临床研究在近 10 多年中已取得了较大的进展，但肝癌总体 5 年生存率仍仅约 12%。肝癌现有的治疗方法包括外科手术，血管性介入、局部消融治疗（射频、微波、冷冻等），生物治疗，靶向药物治疗，化疗，放疗，中医中药等。单一手段的疗效已经进入平台，如肝癌以手术切除疗效最好，但术后的高复发率必须联合其他手段才能进一步改善。介入治疗手段已被普遍应用于中晚期肝癌的治疗，近期疗效较好，但单一的手段难以使肿瘤完全坏死，以及侧支供血和肝功能损害等问题，远期疗效不尽人意。

　　肝癌治疗尚缺乏统一的临床分期与指南，治疗方法众多，而能够收治肝癌患者的临床科室有肝胆外科、普外科、移植科、放射科（影像科）、介入科、超声科、肿瘤（内外）科、肝病内科、消化内科、传染科、放疗科、生物治疗科、中医科等。由于我国现有医疗体制的局限性，不同科室之间难以进行良好地沟通合作，各学科间对彼此技术的更新发展缺乏深入了解，不同治疗方法的适应证存在交叉重叠，以及经济利益驱使等原因，造成部分肝癌患者长期在单一专科反复接受单一手段的治疗，难以得到合理的联合治疗，也不利于多学科交叉研究的开展。

　　因此，肝癌迫切需要建立个体化多学科联合治疗模式，该模式必须以高级别的循证医学作为依据，推动地区行业规范的制定。通过逐步建立和推广的肝癌 MDT 规范，进一步提高肝癌患者的疗效，在保证疗效的同时注重治疗手段的安全性和微创性，避免过度治疗造成的资源浪费。

（郭荣平　整理）

20. 肝癌 MDT 团队的作用和实施

肝癌 MDT 团队的作用就是保证肝癌的多学科综合治疗能够顺利实施。所谓的综合治疗是指"根据肝癌患者的身心状况，肿瘤的具体部位、病理类型、侵犯范围（病期）和发展趋向，结合细胞分子生物学的改变，有计划地、合理地应用现有的多学科各种有效治疗手段，以最适当的经济费用取得最好的治疗效果，同时最大限度地改善患者的生活质量。"从目前的治疗效果看，外科手术、介入治疗、局部消融治疗、药物治疗是肝癌治疗的四大主要治疗手段，放射治疗、生物治疗、中医中药属于可采取的辅助方法。

肝癌 MDT 团队存在着以下责任和义务：

①实现肝癌多个学科联合的综合治疗，避免单一学科治疗的局限性。

②提供多学科一站式的医疗服务，让患者同时得到多个学科专家的共同联合会诊，制订科学、合理的个体化治疗方案。

③通过合理多学科综合治疗降低费用，实现"以患者为中心"，提高肝癌治愈率，延长患者生存期，改善生活质量。

④促进不同学科交流，有利于提高各个学科的诊治水平，并以多学科团队为平台开展高质量的临床研究。

⑤由 MDT 团队共同商讨制订肝癌的治疗原则，并定期修订更为合理、客观并操作性较强的临床指南。

⑥建立区域性的肝癌诊疗中心和人才培养基地，推广肿瘤多学科 MDT 诊治模式。

肝癌 MDT 团队所面对的服务对象应该是需要多学科会诊和治疗的肝癌患者，显然，并不是每一个患者均需要接受多学科会诊和讨论的。一般来说，诊断明确、治疗适应证明确、治疗效果好的病例可不需要 MDT 会诊，如：肝内孤立性病灶、肿瘤包膜清楚可行手术切除；肿瘤直径＜ 3cm，位于肝实质内可行射频消融治疗等。

必须进行 MDT 会诊的应该是单一治疗效果不满意、需要进行其他方法联合治疗的病例，例如以下情况：

①预计可手术切除，但肿瘤多发（多于 2 个）、门静脉癌栓、余肝不足，或者预计不能达到根治性切除标准的肝癌。

②手术切除或者肝脏移植后复发的病例。

③首次行 TACE 治疗后疗效不佳（肿瘤继续增大、碘油沉积不理想、血管变异、肿瘤乏血管型等）。

④ TACE 等综合治疗后预计可行手术切除的病例。

⑤ TACE 等手段治疗后仍有控制不理想的病灶，包括脉管癌栓和远处转移病灶。

⑥小肝癌经两次射频消融仍不完全，消融治疗后局部复发、肝内复发和转移。

⑦药物治疗效果不佳，肿瘤仍然继续增大，或者肝内病灶未能完全控制。

总之，肝癌 MDT 团队的最终目的是能延长患者的无瘤生存期和总的生存期，提高患者的生活质量。具体应根据病人的临床分期、病理类型、体能状态等，做到局部治疗与全身治疗并重、生存率与生存质量并重、成本与效果并重、方案个体化的原则，保证患者的利益最大化。

（郭荣平　整理）

21. 肝癌 MDT 团队建立的方式

根据国内外 MDT 设立的模式和我国肝癌临床治疗的现状，目前我国肝癌 MDT 团队有两种模式可供参考：一是联邦制模式：将集中各种肝癌主要治疗手段于同一科室或者同一中心的集中型结构；二是邦联制模式：即肝癌的各个治疗方式归属于相应的不同学科，通过建立多学科 MDT 制度，成立 MDT 团队的分散型结构。

①联邦制模式：适用于肿瘤专科医院或具备相应条件及一定 MDT 基础的医院，建立以病种为主线的综合型肝胆肿瘤治疗科室，其中同时配备外科，介入，消融，肿瘤科（含放疗、化疗）专业的医生，或由多名经培训后同时具备外科、放射或介入技术等上岗证的医生组成。MDT 病例讨论是该类团队的常态工作模式，可以参与会诊及讨论的患者例数多，该模式有利于患者联合序贯治疗方案的制定及跟进，也可较好的保证患者的依从性，便于总结及临床研究的开展。但该模式的建立需要配备相应的人员

及场地、设施等，需要医院在体制上的大力支持。

②邦联制模式：适用于综合性医院或 MDT 模式组建初期的医院，一般由肝胆外科医生或单病种首席专家担任召集人，同时邀请介入、消融、肿瘤学、影像学、病理学等相关专业的专家组成相对稳定的 MDT 团队，定期召开 MDT 会诊及病例讨论，对各个学科所收集的较为复杂、疑难的病例进行集中分析讨论，形成初步诊疗建议，然后由首诊医生负责联系相关科室，协调安排患者的后续治疗。优点是组建容易，缺点是组织相对分散，可直接参加 MDT 会诊的患者例数有限，且患者管理及依从性较难保证。

国内外大多数肿瘤治疗 MDT 模式均是采取"邦联制模式"，也就是肿瘤的 MDT 多学科会诊制度。在我国肝癌 MDT 团队的运行情况远远不如肺癌、大肠癌等其他恶性肿瘤，这可能是肝癌治疗涉及的学科较多，各种方法的治疗适应证相互重叠，疗效相近等原因。根据我国医疗现状的特殊性，有些医院采用以外科为基础，联合肝癌的介入、消融和药物等治疗方法，建立多学科手段于同一科室（或中心）的"联邦制模式"肝癌多学科治疗中心，可有效地对不同治疗手段进行合理选择和实施肝癌多种方法的联合治疗，此方式较为适合我国的国情。

MDT 团队由各医院医疗行政主管部门和指定的 MDT 团队负责人共同管理。MDT 团队的运行及管理，都应遵从"三要三不要"原则，即三要：要以患者为中心；要以疗效为目的；要以循证医学为依据。三不要：不要以自己一技之长决定患者的治疗方案；不要过多的单一治疗；不要因经济利益来决定治疗方案。

在共同遵守以上原则的前提下，MDT 团队的日常工作可通过以下多种方式来实施：

①多学科会诊：这是最为常用的、有效的 MDT 运行方式，要点是需要相对固定的各学科专家，由专人收集病例，组织定期会诊，但可执行的病例数有限。

②共同查房：涉及肝癌治疗的各个科室专家相互参与对方学科的查房，针对典型病例进行讨论，提出具体化建议和必要的转诊、联合治疗方案，增加患者依从性。

③病例讨论：包括病例回顾分析，利于不同学科间交流及总结经验。

④学术会议与研讨：通过学术交流与专家讨论，共同制定规范与共识，如《原发性肝癌单病种诊疗规范》等。

⑤科研课题合作、人员交流与培训，如深入开展多中心临床研究。

MDT 团队的运行制度应由医院层面确立，肿瘤的多学科团队管理制度应成为医院的常规医疗管理制度之一，由医疗行政管理部门负责监督，强制性执行。MDT 团队运行中的质量管理由医院的医疗行政管理部门组织 MDT 团队成员负责实施。

中山大学附属肿瘤医院的经验是由医务质控科每季度组织各种肿瘤的"单病种检查"，以归档病历回顾性抽样检查和运行病历抽样检查形式相结合，由 MDT 团队成员轮流参与病历检查及各学科间的交叉检查，对患者诊疗过程是否符合该病种的规范进行核查，发现病例诊疗过程中存在的错误或值得商榷之处，书面提醒相关科室及主管教授。如属于明显违反诊疗规范、指南的行为则由医院给予相应处罚（如适当扣发医疗质量奖金等）。在医务质控科发出书面提醒后，如果相关科室及主管教授对检查意见有异议可提出申辩，由单病种首席专家（MDT 负责人）负责解释。

参考文献

1. Jemal A，Bray F，Center MM，et al.Global cancer statistics.CA Cancer J Clin，2011，61（2）：69-90.

2. 赫捷，赵平，陈万青.2011 中国肿瘤登记年报.北京：军事医学科学出版社，2012.

3. European Association For The Study Of The Liver，European Organisation For Research And Treatment Of Cancer.EASL-EORTC clinical practice guidelines: management of hepatocellular carcinoma.J Hepatol，2012，56（4）：908-943.

4. Bruix J，Sherman M，Practice Guidelines Committee，et al.Management of hepatocellular carcinoma.Hepatology，2005，42（5）：1208-1236.

5. 中国抗癌协会肝癌专业委员会，中国抗癌协会临床肿瘤学协作专业委员会，中华医学会肝病学分会肝癌学组.肝癌局部消融治疗规范的专家共识.中华肝脏病杂志，2011，19（4）：257-259.

6. Chen MS，Li JQ，Zheng Y，et al.A prospective randomized trial comparing

percutaneous local ablative therapy and partial hepatectomy for small hepatocellular carcinoma.Ann Surg, 2006, 243 (3): 321-328.

7. Peng ZW, Zhang YJ, Chen MS, et al.Radiofrequency ablation with or without transcatheter arterial chemoembolization in the treatment of hepatocellular carcinoma: a prospective randomized trial.J Clin Oncol, 2013, 31 (4): 426-432.

8. Palmer DH.Sorafenib in advanced hepatocellular carcinoma.N Engl J Med, 2008, 359 (23): 2498.

9. Sherman M, Burak K, Maroun J, et al.Multidisciplinary Canadian consensus recommendations for the management and treatment of hepatocellular carcinoma.Curr Oncol, 2011, 18 (5): 228-240.

10. Gish RG, Lencioni R, Di Bisceglie AM, et al.Role of the multidisciplinary team in the diagnosis and treatment of hepatocellular carcinoma.Expert Rev Gastroenterol Hepatol, 2012, 6 (2): 173-185.

11. Marrero JA.Multidisciplinary management of hepatocellular carcinoma: where are we today?Semin Liver Dis, 2013, 33 (Suppl 1): S3-10.

12. Cohen GS, Black M.Multidisciplinary management of hepatocellular carcinoma: a model for therapy.J Multidiscip Healthc, 2013, 6:189-195.

13. Barone C, Koeberle D, Metselaar H, et al.Multidisciplinary approach for HCC patients: hepatology for the oncologists.Ann Oncol, 2013, 24 (Suppl 2): ii15-23.

14. Burak KW, Kneteman NM.An evidence-based multidisciplinary approach to the management of hepatocellular carcinoma (HCC): the Alberta HCC algorithm.Can

J Gastroenterol，2010，24（11）：643-650.

15. Park HC，Seong J，Tanaka M，et al.Multidisciplinary management of nonresectable hepatocellular carcinoma.Oncology，2011，81（Suppl 1）：134-140.

16. Chang TT，Sawhney R，Monto A，et al.Implementation of a multidisciplinary treatment team for hepatocellular cancer at a Veterans Affairs Medical Center improves survival.HPB（Oxford），2008，10（6）：405-411.

（郭荣平　整理）

肝癌的多学科综合治疗原则

22. 肝癌多学科联合（综合）治疗方案的原则

近年来的临床总结发现，即使是疗效最好、符合根治性治疗标准的手术切除已经不能进一步提高肝癌的生存率，单一手术切除在提高肝癌临床疗效方面到达了瓶颈阶段，而且面临较高的术后复发率。由此可见，多个学科治疗手段的联合势在必行，肝癌联合治疗实际上是综合治疗的重要组成部分，是由以往单一治疗转变为多学科综合治疗。联合治疗是期望通过联合不同机理及针对不同部位的治疗方式，达到互相增强、互相补充的治疗模式，以弥补单一治疗的不足。

临床实践证明肝癌需要多种方法联合治疗才能进一步提高临床治疗效果，2017 年我国卫生和计划生育委员会颁布的肝癌临床诊疗规范及国外多个组织（AASLD、BCLC、EASL、NCCN 等）

的 HCC 治疗指南都提出了肝癌联合治疗的建议，但均没有对联合治疗方法提出具体的方案。因此，执行规范和系统的联合治疗尚缺乏一个有效指引。

肝癌的发生发展均经历从早期是局部病变、肝内播散，然后转移至全身其他器官，因此，肝癌的病变范围可以分为：局部病变、全肝（区域）病变和全身病变，相应地，根据不同治疗方法的作用部位将肝癌的治疗方法分为：局部治疗、全肝治疗和全身治疗。

（1）局部治疗方法：有肝切除术，消融治疗（包括射频、微波、激光、冷冻、瘤内无水酒精注射），放射治疗（包括外照射和粒子植入），高聚集超声。

（2）针对整个肝脏的有肝脏移植和 TACE（超选择置管时 TACE 可视为局部治疗）。

（3）针对全身的治疗方法有化疗，靶向药物、免疫生物治疗和中医药治疗。

另外，由于我国大多数肝癌伴有 HBV 体内复制、不同程度的肝硬化，以及免疫功能低下等情况，在肝癌治疗的整个过程中，需要注意肝脏功能的保护，同时进行必要的抗病毒、抗炎、护肝和免疫治疗。

不同临床分期的肝癌其临床治疗策略及联合治疗策略有所不同（表4）：

表 4　肝癌治疗方法分类

临床分期	BCLC　A 期	BCLC　B 期、BCLC　C 期	BCLC　D 期
病变范围	局部	全肝	全身
对应治疗手段	手术切除、局部消融、放射治疗	TACE	靶向药物、化疗
联合治疗策略	局部＋局部；局部＋全肝	全肝＋局部；全肝＋全身	全身＋局部；全身＋全肝；全身＋局部＋全肝
辅助治疗方法	抗病毒、抗炎、护肝、免疫、中医药		

　　（1）早期肝癌：如对 BCLC　A 期，或者肝内单个病灶、无癌栓及远处转移、肝功能 Child A 级的肝癌，其治疗目的在于迅速有效地祛除或完全杀灭局部肿瘤细胞，达到肿瘤根治性治疗，这是早期肝癌综合治疗中最关键的首要步骤。肝癌外科切除是最早应用、远期疗效最好的，亦是肝癌根治性治疗的标准，应该优先采用。近年，各类肿瘤局部消融治疗和新型的放射治疗方法能够对早期小肝癌进行完全灭活，效果接近外科手术治疗。但是手术切除对残肝内的，以及局部消融对肿瘤周边潜在的浸润及转移灶往往难以凑效，这些潜在的微转移灶是治疗后复发的主要原因。因此联合治疗策略则更多地把着眼点放在肝脏原位肿瘤治疗后局部转移扩散的治疗上，主要是针对肝癌周边可能潜在的浸润及转移灶进行治疗。在这种情况下，包括手术切除和局部消融等局部治疗手段常常与 TACE 相结合，以期达到局部与全肝治疗相

结合的联合治疗目的。目前在临床应用较多或经循证医学证实的联合治疗方法有：射频联合瘤内无水酒精注射术、手术切除后的 TACE 辅助治疗、射频联合 TACE 等。

肝移植同时切除了携癌的病肝，适用于早期肝癌并伴有严重肝硬化的患者。由于供肝短缺，在患者等待供肝过程中，可以先采用射频、TACE 甚至肝肿瘤切除等方式进行治疗，待有供肝后再行肝移植。

（2）中期肝癌：如 BCLC B 期和 BCLC C 期的肝癌，此时肿瘤仍然局限于肝脏区域内，尚未有出现远处转移，属于局部晚期。其治疗目的在于力争有效地祛除或杀灭局部肿瘤细胞，控制肿瘤细胞的生长和转移以延长生存期、提高生存质量。联合治疗策略既要有效地祛除或杀灭肝内的肿瘤细胞，同时亦需注意治疗后肝内复发和肿瘤远处转移。此部分肝癌病情最为复杂，疗效较差，治疗方法众多，争议最多，是最需要接受多手段联合治疗的。目前，临床应用较多或经循证医学证实的联合治疗方法有：术前 TACE 联合手术切除、TACE 联合消融治疗、姑息切除联合术后 TACE、TACE 联合放疗、姑息切除联合靶向治疗、TACE 联合靶向治疗等。

（3）晚期肝癌：如 BCLC D 期的肝癌，指已经出现肝外远处转移的肝癌，其治疗目的仍然是力争有效地祛除或杀灭肝内和转移的局部肿瘤，控制肿瘤细胞的生长和转移，达到延长生存期，提高生存质量的目的。对于晚期肝癌患者，联合治疗策略应该在有效地祛除或局部杀灭肝内和转移肿瘤细胞的同时，联合有效的全身性药物治疗。目前在临床应用较多或经循证医学证实的联合治疗方法有：姑息切除后联合靶向治疗、TACE 联合靶向和特殊位置病灶的放射治疗等。

（4）由于我国大多数肝癌伴有乙型或丙型肝炎病毒感染，使肝癌患者均合并不同程度的肝硬化。肝炎肝硬化的存在和发展，制约了对肝癌患者的抗肿瘤治疗，同时亦是肝癌患者主要的致死原因之一。因此，在肝癌治疗的整个过程中，特别强调肝功能的保护，同时进行必要的抗病毒、抗炎和护肝治疗。对于 Child C 期和部分 Child B 期（Child-Pugh 评分 8 ～ 9 分）患者，肝功能衰竭是其最主要的死亡原因，不推荐进行任何有损害肝功能的抗癌治疗，可进行抗病毒、抗炎和护肝治疗。对于尚属肿瘤早期的，符合肝移植标准的，应推荐进行肝移植。

（陈敏山）

23. 手术、血管性介入、消融治疗、靶向药物治疗是目前肝癌治疗的四大主要手段

肝癌现有的治疗方法包括外科手术，血管性介入，局部治疗（射频、微波、冷冻等），生物治疗，靶向药物治疗，化疗，放疗，中医中药等。由于超过 90% 的中国肝癌患者有肝炎、肝硬化的背景，以及肝癌具有极易出现肝内外转移的特性，肝癌手

术后有很高的复发率，这些多因素的制约使肝癌的治疗高度复杂化，单一的治疗手段均难于获得满意的疗效。尽管如此，国内外众多指南均认为：手术、血管性介入、消融治疗、靶向药物治疗是目前肝癌治疗的四大主要手段。

（1）手术是肝癌最主要的根治性治疗手段

手术（包括肝切除术和肝移植）仍是肝癌首选的治疗方法。肝切除术是肝癌最主要的根治性治疗手段，多项大型回顾性研究及荟萃分析显示，行部分肝切除术后肝癌患者的 5 年生存率可达40%；对于肝功能较好及早期肝癌患者，肝切除术患者的 5 年生存率可达 60%。然而，由于肝癌恶性程度高，早期易出现肝内转移，术后复发率高（有报道超过 70% 甚至高达 100%），即使是单个直径≤ 5 cm 的小肝癌根治性切除术后 5 年复发率仍高达43.5%。

肝移植是早期肝癌的一种根治性治疗手段。目前国际上主要采用米兰标准，具体标准为：单个肿瘤直径不超过 5cm，多发肿瘤数目≤ 3 个且最大直径≤ 3cm；无血管及淋巴结的侵犯。Mazzaferro V 等的研究显示，满足米兰标准的患者行肝移植治疗，5 年总生存率为 75%，5 年无复发生存率为 83%。尽管目前存在多种标准可供选择，但如何平衡患者生存获益和肝脏供需之间的矛盾等问题，需要进行综合评估。供体紧缺是限制肝移植广泛应用的最主要因素。另外，肝移植术后的复发转移问题也不容小觑，Melloul E 等研究显示，肝移植术后仍有 29% 复发率。

（2）血管性介入是中晚期肝癌主要治疗手段

血管性介入主要是指经肝动脉栓塞化疗。TACE 能有效阻断肝癌的动脉供血，同时持续释放高浓度的化疗药物打击肿瘤，使其缺血坏死并缩小，而对正常肝组织影响较小。对于不可切除的进展期肝癌（BCLC 分期为 B 期或 C 期，TNM 分期为Ⅲ A 期或Ⅲ B 期）患者，TACE 治疗是首选治疗手段，其局部缓解率（PR）为 15%～55%，并可明显延缓肿瘤进展及血管侵犯的发生。2002 年的两项临床随机对照研究结果首次证实了对于不可切除的肝癌，TACE 可明显延长患者生存；随后的两项 Meta 分析进一步证实了 TACE 治疗可延长进展期（BCLC B 期）患者的生存（中位生存时间为 20 个月），并使之成为此类患者的标准治疗。

TACE 还是复发性肝癌的主要治疗手段之一。由于复发性肝癌多为多发病灶，特别是对于首次切除 1 年内发生的复发，在肿瘤转移病灶发现的同时，大部分隐藏了影像学检查无法探及的潜在微小转移灶，这类复发性肝癌手术或局部消融难于获得较好的疗效。而 TACE 作为一种全肝治疗方法对于此类患者有明显优势，可以达到良好的效果。文献报道，复发肝癌经 TACE 治疗后，1 年生存率达 64%～88%，2 年为 24%～57%，3 年为 5%～45%；而肿瘤复发间隔时间是影响预后的主要因素之一。

影响 TACE 远期疗效的主要因素包括肝硬化程度，肝功能状态和肿瘤情况（大小、分级、病理类型、门静脉癌栓及动静脉瘘等）。此外，TACE 治疗本身有一定局限性，主要表现为：

①由于栓塞不彻底和肿瘤侧支血管建立等原因，TACE 常难以使肿瘤达到病理上完全坏死。② TACE 治疗后由于肿瘤组织缺血和缺氧，残存肿瘤的缺氧诱导因子（HIF）水平升高，从而使血管内皮生长因子（VEGF）高表达。这些因素可导致肝内肿瘤复发和远处转移。因此 TACE 仅作为肝癌的姑息性治疗手段，多需要联合其他的治疗手段。

（3）消融治疗是早期肝癌的根治性治疗手段之一

消融治疗包括射频消融（radiofrequency ablation，RFA）、微波消融（microwave coagulation therapy，MCT）、冷冻消融（cryoablation）、高聚焦超声（high intensive focused ultrasound，HIFU）等和瘤内无水酒精注射（perlutaneous ethanol injection，PEI）、无水乙酸注射（PAI）等，最为常用的是射频消融治疗。目前对于局部消融治疗是否能够作为可手术小肝癌的一线治疗手段仍存在较大的争议。我们最早在国际上报道了射频消融与开腹手术切除治疗小肝癌的前瞻性临床随机对照研究，结果发现：RFA 治疗小肝癌的长期疗效与手术切除接近，且具有创伤小、恢复快、生存质量高等优势。总体上来说，局部消融治疗小肝癌在长期生存率方面与手术切除相近，但局部复发率仍高于手术切除，无瘤生存率低于手术切除。普遍认为：对于肝脏深部或者中央型的小肝癌，局部消融可以达到手术切除疗效，可以优先选择。对于不能和（或）拒绝手术者，局部消融可以作为其替代的治疗手段。

消融治疗也可以作为肝癌等待肝移植治疗时的"桥接治疗"（bridge therapy）。Llovet、Mazzaferro 和 DuBay 等多个不同中心的前瞻性或者回顾性分析均显示：采用局部消融治疗作为肝癌肝移植前的桥接治疗，安全可靠，可以延长肝移植的等待时间，降低脱落率（drop-off）。尽管目前报道的病例数较少，而且缺乏 RCT 研究，但是多数的肝癌治疗指南仍推荐：在等待肝移植时间预计超过 6 月时，局部消融治疗可以作为其桥接治疗。

联合 TACE 可以进一步提高消融治疗的效果。多个回顾性和前瞻性的研究提示：TACE 可以减少或者阻断肿瘤血流灌注，从而减少 RFA 过程中的热流失效应（heat sink），提高 RFA 的消融范围和完全消融率。Peng 等 2013 年报道了采用 RFA 和 TACE-RFA 治疗 189 例 ≤ 7.0cm 肝癌的 RCT 研究，结果表明 TACE-RFA 组的 OS 和 RFS 均优于 RFA 组（4 年 OS：61.8% *vs.*45.0%，*P*=0.002；DFS: 54.8% *vs.* 38.9%，*P*=0.009），亚组分析显示对于直径 > 3.0cm 或者多发的肿瘤，TACE-RFA 组优势更加明显；而对于单发 ≤ 3.0cm 的病灶，差异并不明显。因此推荐：对于肿瘤数目多发和（或）最大直径 > 3.0cm 时，建议采用 TACE 联合局部消融治疗，以减少肿瘤复发，提高长期生存率。

（4）靶向药物治疗是提高中晚期肝癌疗效的关键

分子靶向药物索拉非尼是目前国内外肝癌指南推荐的晚期肝癌一线治疗方案。索拉非尼不仅通过阻断 Raf/MEK/ERK 信号传导通路而抑制肿瘤细胞增殖，而且通过抑制血管内皮生长因子受体（VEGFR）和血小板源性生长因子受体（PDGFR）来阻断肿瘤血管生成，发挥双重抑制和多靶点阻断的抗肝癌作用。在国际多中心的 III 期临床研究（SHARP 研究和 ORIENTAL 研究）中证实索拉非尼能够延长晚期肝癌患者的至疾病进展时间或总生存期，且安全性较好。其他的分子靶向药物如乐伐替尼、瑞戈非尼及最近出现的抗 PD-1/PD-L1 药物等，都显示出良好的控制肿瘤，延长生存的效果。

（5）其他治疗方法

目前应用于肝癌治疗的方法还有：外放射治疗、全身化疗、生物治疗、中医药治疗等，由于其应用范围较为有限，或者疗效并不明确，尚未能列为肝癌主要的治疗手段。但是在一些特殊病例的治疗中，仍起着重要的作用。

参考文献

1. 中华人民共和国卫生和计划生育委员会医政医管局.原发性肝癌诊疗规范 (2017 年版).中华消化外科杂志，2017，16（7）：635-647.

2. European Association For The Study Of The Liver，European Organisation For Research And Treatment Of Cancer.EASL-EORTC clinical practice guidelines: management of hepatocellular carcinoma.J Hepatol，2012，56（4）：908-943.

3. Jordi Bruix，Morris Sherman.Management of hepatocellular carcinoma. Hepatology，2005，42（5）：1208-1236.

4. Mazzaferro V，Regalia E，Doci R，et al.Liver transplantation for the treatment

of small hepatocellular carcinomas in patients with cirrhosis.N Engl J Med, 1996, 334 (11): 693-699.

5. Chen MS, Li JQ, Zheng Y, et al.A prospective randomized trial comparing percutaneous local ablative therapy and partial hepatectomy for small hepatocellular carcinoma.Ann Surg, 2006, 243 (3): 321-328.

6. Palmer DH.Sorafenib in advanced hepatocellular carcinoma.N Engl J Med, 2008, 359 (23): 2498.

7. Cheng AL, Kang YK, Chen Z, et al.Efficacy and safety of sorafenib in patients in the Asia-Pacific region with advanced hepatocellular carcinoma: a phase III randomised, double-blind, placebo-controlled trial.Lancet Oncol, 2009, 10 (1): 25-34.

（张耀军）

肝癌的外科手术治疗

24. 腹腔镜肝切除已经成为肝脏外科技术的发展方向

近些年我们见证了腹腔镜技术的快速发展，腹腔镜肝切除（LH）在治疗各种类型及不同部位的肝脏病变上已经愈发成熟，并被广泛认可和接受。从最早边缘病灶的局部切除，到"金标准"的肝左外叶切除，再到左半肝、右半肝切除甚至是最近的腹腔镜 ALPPS 手术，腹腔镜肝切除基本上突破了肝切除的各个禁区，在经验丰富的单位，腹腔镜肝切除已经达到了与开腹肝切除（OH）相近的水平。由于其切口小、创伤小、恢复快等优势，腹腔镜肝切除在肝癌治疗中的应用越来越受到重视。

（1）腹腔镜肝切除的发展

肝脏血运丰富，既往是外科手术的"禁区"，即使传统开腹手术风险也颇大，腹腔镜技术一直到 20 世纪末期才开始被应用于肝脏外科领域，而最早也仅仅是开展腹腔镜肝脏活检，1991 年 Reich 等最早开始应用腹腔镜进行肝切除，但仅应用于切除肝脏边缘的良性肿瘤。1993 年 Wayand 等率先完成腹腔镜下肝脏Ⅵ段转移癌局部切除，腹腔镜技术才开始被应用于治疗肝脏恶性肿瘤，但前期发展相对缓慢，最初仅限于肝脏边缘或左外叶的肝脏恶性肿瘤行局部切除或左外叶切除，且数量不多，同时病例选择性高。近年来，由于腹腔镜肝切除新技术、新器械的应用和术者操作水平的逐步提高，以及手术经验的不断积累，腹腔镜肝癌肝切除的适应证不断扩大。术式也从初期肝脏边缘及表浅病变的局部切除拓展到解剖性半肝切除、肝三叶切除、全尾叶切除、肝Ⅶ～Ⅷ段切除。目前认为：肿瘤的部位、大小、瘤体与周围主要脉管的关系、切除的范围或手术方式及术者的熟练程度都是成功完成腹腔镜肝癌肝切除术的关键。对位于肝脏Ⅱ～Ⅵ段，边缘、表浅的外生性肝癌，即使肿瘤较大，如无明显手术禁忌证，可首选腹腔镜手术切除；对于个别位于Ⅰ段、Ⅳa段、Ⅶ段、Ⅷ段的肝癌，如未侵犯肝门、肝后下腔静脉、肝静脉主干，也可考虑腹腔镜下切除。

目前，国内外多个医学中心已经能够熟练实施腹腔镜下肝中叶切除、半肝切除、右三肝切除、全尾状叶切除等高难度腹腔镜肝切除术治疗肝癌，同时还可完成腹腔镜下转移性肝癌与原发肿瘤一期切除、复发性肝癌切除及联合肝脏分隔和门静脉结扎二步肝切除术（associating liver partition and portal vein ligation for staged hepatectomy，ALPPS）等复杂肝切除术，进一步表明腹腔镜肝癌肝切除术不仅安全可行且适用范围逐渐扩大，并有望成为治疗肝癌的标准手术。

（2）肝癌腹腔镜肝切除的安全性和疗效

到目前为止，国内外还没有关于 LH 与 OH 治疗肝癌的前瞻性随机对照研究。许多回顾性病例对照研究证实 LH 对于治疗肝脏的恶性肿瘤是一种安全有效的方法。Jiang 等通过比较 LH 与 OH 治疗肝癌的结果并进行分析，两组在平均手术时间、术后并发症的发生率、住院平均费用等指标上差异无统计学意义。但 LH 与 OH 相比，具有切口小、术中出血量少、术后胃肠功能恢复快、平均住院周期短等优势。Yin 等对 15 篇文献报道中 1238 例（485 例行 LH，753 例 OH）的短期及长期结果进行 Meta 分析，结果表明，LH 组术后出血、代谢紊乱及腹水等发生率明显降低，且术中出血量明显减少。

在对 LH 和 OH 长期疗效的对比研究中，Memeo 等研究显示 LH 组 1 年、5 年和 10 年的生存率分别为 88%、59% 和 12%。而 OH 组 1 年、5 年和 10 年的生存率分别为 63%、44% 和 22%。Parks 等对 1002 例（446 例 LH，556 例 OH）肝脏恶性肿瘤患者回顾性研究显示，术后两组患者 1 年、3 年和 5 年的生存率差异无统计学意义。Cheung 等回顾性分析了伴有肝硬化的早期肝癌患者 LH 组（110 例）和 OH 组（330 例）的生存情况，结果发现：

LH 组 1 年、3 年 、5 年 OS 为 98.9%、89.8%、83.7%，OH 组为 94%、79.3%、67.4%（P =0. 033）；1 年、3 年、5 年 RFS 分别为 87.7%、65.8%、52.2% 和 75.2%、56.3%、47.9%（P =0. 141），LH 组优于 OH 组。但是，由于 LH 的病例选择较为严格，同时又缺乏多中心、大样本的前瞻性随机对照研究，在肿瘤学预后上相对开腹手术是否具有优势还缺乏循证学依据。

（3）腹腔镜肝切除的优势

对比传统的开腹手术，腹腔镜肝切除具有以下优势：①患者腹壁切口小，损伤小，疤痕小，美容效果好。②术后疼痛程度轻，有利于早期活动，肠道功能影响小，早期即可进食，可更早地恢复健康，缩短住院时间。③肝癌患者术后常需序贯治疗，传统开腹手术引起的腹腔内黏连会影响下一步治疗；腹腔镜手术形成黏连少，可为术后进一步治疗提供更好的条件。④腹腔镜术后免疫功能影响小，尤其是对具备抗肿瘤效应的细胞免疫，可较早进行辅助治疗。⑤对合并肝硬化门静脉高压症的患者，术后腹水、肝功能衰竭发生率等明显降低。⑥与传统肝切除术相比，术中能够获得更加直视放大的近距离清晰视野，确保了对肝门结构与肝实质断面的更加精细而确定的解剖分离，从而使得术中出血更少、术后恢复更快。⑦腹腔镜解剖性肝脏切除更符合肝肿瘤外科的根治原则，肝肿瘤早期通常存在于一个肝段内，由于肿瘤侵犯门静脉分支，其肝内播散最先在同一肝段，再逐渐扩散到同肝叶、半肝等。腹腔镜解剖性肝脏切除不但阻断了肿瘤细胞流出途径，降低了肝内播散的风险，也能降低残肝段、肝叶内癌细胞的残留，腹腔镜手术较开腹手术对肿瘤的触摸挤压的机会更少，这使得术中肿瘤细胞发生血运转移或种植转移的机会也相对减少。

总之，经过国内外学者多年的探索、实践及越来越多的临床研究证实：腹腔镜肝癌肝切除术是安全可行的。腹腔镜肝癌肝切除术不仅仅具有术中出血量少、术后代谢紊乱及腹水的发生率低的优点，而且术后恢复快及手术切口美观；还为再次切除或者补救性肝移植创造有利条件。不仅体现出微创技术的理念，而且达到了"既消灭肿瘤，又最大限度保存机体"的目的。相信随着手术器械的不断更新和完善，腹腔镜技术的不断改进，术中定位及影像学导航技术的突破，达芬奇机器人手术的不断推广，腹腔镜肝癌切除技术将继续扩大其应用范围。

（张耀军　整理）

25. 术后复发是影响肝切除术治疗肝癌疗效的主要问题

随着肝癌早期诊断率的不断提高、外科手术技术和围手术期处理的进步、新治疗手段的出现和肝癌多学科治疗水平的提高，肝癌患者能够获得根治性治疗的比例越来越高。然而，治疗后复发仍然是肝癌治疗失败的主要原因。日本 Arii S 等的研究表明肝癌根治性切除术后 2 年复发率为 70%；中国黄洁夫等报道肝癌根治术后 3 年复发率可高达 57% ～ 81%，即使小肝癌根治术后 5 年内复发率亦在 50% 以上；中国复旦大学肝癌研究所的资料显示肝癌根治性切除后 5 年复发率为 54.1% ～ 61.5%，小肝癌也达43.5%。即便是符合 Milan 标准的肝癌患者，肝移植术后复发率也达到 30% ～ 40%。因此，术后复发是影响肝癌患者长期生存的最主要因素，对复发性肝癌采取合理恰当的治疗，能够进一步提高肝癌患者的长期生存率。

（1）术后复发的分类

肝癌术后复发的时间最短可在 2 个月以内，一般认为，术后 1 年内复发与术后 1 年后复发治疗效果不同，建议以术后 1 年为界，也有学者建议采用术后 2 年为界划分早期和晚期复发。根据复发来源的不同，可分为两类：一类为起源于原肿瘤的肝内转移性肝癌，通常为早期复发；另一类则是由于长期肝病背景的存在引起的多中心发生的复发性肝癌，往往为晚期复发。对于多中心发生的肝癌，由于是新生肿瘤的产生，此类肿瘤治疗效果较理想；而对于转移性的复发性肝癌，在肿瘤转移病灶发现的同时，有可能还存在影像学检查无法探及的微小转移灶，这类复发性肝癌预后较差。

就复发部位而言，肝内复发最为常见，为 90% 左右，肝外转移的发生率约为 9.7%~25.8%，其中 38% 伴肝内复发。肝外转移最常见的分别为肺、腹腔淋巴结、骨、肾上腺，分别占 55%、41%、28% 和 11%。

（2）术后复发的原因

术后复发的原因总体上可归为以下几类：

①肿瘤相关因素。术前肿瘤的进展程度是影响肿瘤复发的最主要因素，包括有肿瘤大小、数目、包膜、血管侵犯情况、肿瘤分化程度、肿瘤微血管密度、甲胎蛋白等。孙惠川等研究表明将年龄、性别、肝硬化程度、肿瘤大小、包膜、肿瘤分化程度（Edmondson 分级）、HBsAg 状态、AFP 水平、肿瘤微血管密度（MVD）等因素纳入 Cox 多因素模型显示在行根治性切除的肝癌患者中，肿瘤大小是影响术后 DFS 的唯一因素。而在小肝癌中，肿瘤微血管密度是影响术后 DFS 的唯一因素。Shimul 等对 193 例行肝癌切除术的患者进行回顾性分析，提出术前影像学诊断的血管癌栓、术后病理诊断的脉管癌栓、中低分化程度肿瘤、肿瘤大小及肿瘤数目可对术后 DFS 进行有效的预测。

②肝功能及肝炎肝硬化情况。术后残余肝脏的炎症情况及其肝功能情况也是影响复发的重要因素，包括常见的 HBV/HCV 感染、肝硬化程度等。Poon 等学者认为肝癌患者的肿瘤因素与根治术后早期复发有关，而非肿瘤的肝功能状态与后期复发有关。Malcolm M 等通过对 145 例肝癌术后 DFS 超过 5 年的患者进行回顾性分析，发现肝纤维化级程度更低的患者有着更长的 DFS，提示慢性肝脏疾病是导致肿瘤晚期复发的主要因素。

③治疗方式的影响。具体的治疗方案、手术切缘距离、围手术期输血情况也是影响复发的重要因素。

④分子指标。许多学者针对不同的分子指标进行了大量的基础研究。但目前仍没有一个得到临床医生广泛认可的指标被应用于临床来评估复发的风险。

（3）术后复发的预防

在对复发高危因素进行预测的基础上，研究人员还在手术后尝试不同的治疗方案预防术后复发，其常见的方式有下面几种。

①术后预防性 TACE。已有许多临床研究对其作用及适应证进行探讨，但其预防效果仍未能得到广泛的认可。支持术后预防性 TACE 的学者认为，术前已经存在或者因手术中的挤压所致的肝癌微血管癌栓或者肿瘤侵袭形成的微卫星灶是导致术后早期复发的重要危险因素，手术切除不能将肉眼无法判断的残留肿瘤细胞完全清除，因此术后预防性 TACE 可以通过清除这一部分的肿瘤细胞达到减少复发、延长生存时间的作用。而不支持术后预防性 TACE 的学者则认为，术后 TACE 并不能预防复发，仅对术后肝内残留的病灶起到早期治疗的作用，而术后患者免疫功能低下，术后进行 TACE 可能会引致胆管坏死等严重不良反应，进一步打击患者的免疫系统并对肝功能造成一定的影响。

②抗病毒治疗。病毒性肝炎感染导致的慢性肝脏炎症、肝纤维化和肝硬化是导致肝癌发生和肝癌复发的重要危险因素。到目前为止，已经有不少学者对肝癌术后抗病毒治疗的效果进行研究，Zhou Y 等对近 10 年来的 20 篇相关文章进行 Meta 分析，其结果提示在纳入分析的 8024 例进行根治性切除的乙肝相关肝

癌病例中，高病毒载量者有更高的复发风险、更低的 DFS 及更差的总生存率，而抗病毒治疗可以有效地降低复发的风险（*HR*=0.69），延长 DFS 和总生存时间。而 Wong JS 的一项 Meta 分析则认为抗病毒治疗者肝癌复发的风险比未抗病毒治疗者降低 41%。

③免疫治疗。肝癌术后进行辅助性免疫治疗，如干扰素、过继细胞免疫治疗等，可以在一定程度上起到调节免疫，预防复发的作用。但是其确切的效果仍有待考证，需要进行更多高质量的临床研究，进一步明确其在肝癌防治中的真正作用。

④靶向药物治疗。一项针对根治性切除或消融术后肝癌患者的大规模（入组患者 1114 例）国际多中心前瞻性临床随机对照研究（STORM 研究）结果表明：索拉非尼较安慰剂并不能有效地延长患者无复发生存期及总生存期，且不良反应更为明显。因此靶向药物治疗在预防肝癌的复发方面的作用需要在有选择的患者中开展更多高质量的临床随机对照研究来确定。

（4）术后复发的治疗

目前应用于复发肝癌治疗的手段主要有：手术再切除、肝移植、局部消融治疗、介入治疗、靶向治疗及全身化疗等治疗手段。由于复发性肝癌的病情多、较为复杂，临床上常采用多种方法的联合或者序贯治疗。

1）再次切除。手术再切除目前仍然被认为是复发肝癌的标准治疗手段，部分患者仍然可以达到治愈目的。众多文献报道复发性肝癌再切除术后中位 OS 为 23 ～ 56 月，5 年生存率为 25% ～ 87%，而对于肿瘤单发、没有血管侵犯、复发时间超过 1 年者其疗效更优。郭荣平等对 57 例再次肝切除的患者进行长期随访，发现其二次切除后 10 年生存率为 16.2%。Masami Minagawa 等报道的二次切除后 1 年、3 年、5 年无瘤生存率可达 50%、21%、17%。而 Toshiyuki Itamoto 报道的 1 年、3 年、5 年无瘤生存率则分别为 56%、25%、10%。因此，总体来说再次肝切除在复发性肝癌的治疗中的疗效是值得肯定的，但是仍有较高的复发率，特别是对于第二次切除后再复发的患者，若行第三次甚至第四次肝切除，其复发率更高。

2）挽救性肝移植（salvage liver transplantation，SLT）。研究表明挽救性肝移植治疗可切除小肝癌的疗效与一期肝移植没有显著性差异。霍枫等报道 30 例挽救性肝移植，其中 13 例肝切除术前符合 Milan 标准、17 例肝切除术前符合杭州标准（肿瘤直径 ≤ 8cm；直径 > 8cm、肿瘤组织病理学 I 或 II 级、AFP ≤ 400ng/ml），肝切除术后复发肝癌均为小肝癌（Milan 标准），两组 1 年、3 年生存率分别为：83.1%、62.3% 和 87.8%、75.3%，无显著性差异。

3）局部消融治疗。局部消融治疗复发性肝癌有以下优势：①多数肝癌切除术后的患者由于接受术后密切随访观察，复发的癌肿一般较小，容易通过局部消融取得完全灭活。②局部消融治疗具备微创性和简便性，可反复多次施行，适合肝癌需要反复治疗的特点。③对患者肝功能影响较小，对于合并严重肝硬化、肝功能不全的复发患者亦能施行，也更为安全。我们曾通过病例对照研究分析了射频消融与再次手术切除治疗复发性肝癌的疗效，在对于直径≤5cm、复发肿瘤≤3个病灶的复发性肝癌患者中，其再切除与射频消融治疗后5年的总体生存率分别为27.6%，39.9%，两者之间并无统计学差异。而在治疗相关并发症方面，再切除治疗引起的出血、肝腹水、肝衰竭等远远高于射频治疗。国内外多个分析报道也得出了相同的结论。

4）肝动脉栓塞化疗。由于复发性肝癌多为多发病灶，特别是对于首次切除1年内发生的转移性复发肝癌（IM），在肿瘤转移病灶发现的同时，大部分隐藏了影像学检查无法探及的潜在微小转移灶，对于这类复发性肝癌，手术或局部消融难于获得较好的疗效。而经皮肝动脉栓塞化疗作为一种全肝治疗方法，对于此类患者，较之手术切除和局部消融，有明显优势，可以达到良好的效果。文献报道，复发肝癌经TACE治疗后，1年生存率达64%～88%；2年为24%～57%；3年为5%～45%。Choi等分析了TACE治疗复发性肝癌的安全性及疗效，结论提示：对于多发、肿瘤较大且肝功能不能耐受手术的患者，TACE可以显著改善此类患者的预后，5年生存率可以达到30%；而肿瘤复发间隔时间是影响预后的主要因素之一。

5）多学科联合治疗。与其他的癌症一样，肝癌不仅是发生于肝脏中的局部病变，更是一个全身性疾病，理论上任何单项治疗都无法根治肝癌。多种治疗手段联合应用的综合治疗是当前提高疗效的唯一途径。目前比较常用的联合治疗方式有：TACE联合外科治疗、TACE+ 局部消融、RFA+ 无水酒精注射、TACE+ 放疗、TACE+ 生物治疗、TACE+ 分子靶向治疗等。

（张耀军　整理）

26. 肝癌切除术后辅助性 TACE 治疗应有选择地开展

肝癌切除是早期肝癌的主要根治性治疗手段，但术后复发率高达 60% ～ 80%。术后复发是影响肝癌患者预后的重要因素，降低术后复发率是提高肝癌整体疗效的重要手段，也是国内外学者不断进行探讨的问题。

TACE 通过肝动脉注入化疗药物与血管栓塞药物，可作为术后预防复发的一种选择。1994 年，中山大学附属肿瘤医院李锦清等首先报道了一项前瞻性临床研究结果，证实术后辅助性 TACE 在预防术后复发中的有效性。该研究中，接受术后辅助性 TACE 的患者于术后 3 ～ 4 周接受 TACE 治疗 1 ～ 3 疗程，注入药物为碘油、阿霉素及丝裂霉素，每疗程间隔 4 ～ 6 周。其结果显示，接受术后辅助 TACE 的患者的复发率更低，其 3 年生存率为 67.7%，显著高于对照组的 42.8%。几乎同一时间，日本学者 Ryohei Izumi 等也发表其术后辅助性 TACE 的临床研究结果，其结果显示术后辅助性 TACE 可延长术后无疾病生存期，但对总生存期无显著影响。随后，国内多家中心开始开展术后辅助性 TACE，并对其疗效进行了跟进研究，2000 年上海中山医院林芷英等发表研究结果显示，肝癌根治术后患者接受术后辅助性 TACE，其 3 年复发率仅为 14.7%，3 年生存率为 85.7%。

但同时亦有研究指出，术后辅助性 TACE 并不能起到预防复发的作用。其结论与上述研究的差别可能在于病例的选择标准不同。进而，一部分学者提出对于早期肝癌患者，术后辅助性 TACE 并不能降低其复发率，术后辅助性 TACE 应该应用于术后复发风险高的患者。

中山大学附属肿瘤医院李锦清等提出了肝癌术后复发的综合高危因素（肿瘤直径 > 8cm，脉管癌栓，子灶，癌细胞低分化，染色体 1p 位点杂合性缺失，p53 功能缺失，PCNA、MMPs、VEGF 高表达等），对肝癌切除术后的患者进行了筛选，有的放矢地对高危患者实施了辅助性 TACE 治疗，并通过研究证实这种选择性的术后干预手段可使肝癌的术后 5 年复发率从 56.3% 降低到 27.5%，5 年生存率从 30.5% 提高到 53.7%。

肿瘤大小和肿瘤数目是预测复发的重要因素之一。肿瘤直径 > 5cm 及多发肿瘤被认为是复发的高危因素。2004 年任正刚等发表的研究认为，对于残癌高危患者（肿瘤直径 > 5 cm，多个肿瘤结节，有血管侵犯），术后辅助性 TACE 可以提高总生存率。而对于残癌低危患者（直径 ≤ 5 cm，单个肿瘤结节，无血管侵犯），是否接受辅助性 TACE，其生存率无显著差异。

合并门静脉癌栓（portal vein tumor thrombosis，PVTT）是影响肝癌预后的重要因素。对于部分 PVTT 患者来说，肿瘤范围尚比较局限，可考虑将原发肿瘤和 PVTT 一并切除，但此类患者术后复发率高。中山大学附属第一医院彭宝岗等的研究结果显示，对于接受手术治疗的门静脉癌栓的患者，术后接受辅助性 TACE 者的中位生存时间为 13 个月，显著优于未接受辅助性 TACE 者的 9 个月。

而目前，术后病理结果确认的微血管侵犯（microvascular invasion，MVI）也越来越多地被认为与肿瘤的早期复发相关，是影响预后的不良因素。近来亦有学者探索术后辅助性 TACE 在预防合并 MVI 患者术后复发中的作用。上海东方肝胆外科医院程树群等对于术后辅助性 TACE 在合并 MVI 的肝癌患者中的作用进行了研究。其研究结果显示，MVI 患者中，术后 4 周接受辅助性 TACE 者的无复发生存率和总生存率均优于未接受辅助性 TACE 者。两组的 1 年、2 年、3 年、5 年无复发生存率分别为 69.3%、55.5%、46.7%、35.0 % 和 47.0%、36.2%、34.1%、30.3 %。两组的 5 年总生存率分别为 54.0% 和 43.2%。随后，国内其他学者也得出了相似的结论。如上海复旦大学中山医院周俭等进行一项针对术后中危复发（单发肿瘤＞5cm，无合并 MVI）和高危复发（肿瘤数目为 2 ～ 3 个或单发肿瘤合并 MVI）的肝癌患者的 RCT 研究结果显示，与单纯手术的对照组患者对比，采用术后 TACE 组的实验组患者的 3 年无复发生存率更高（56.0% *vs.* 42.1%，*P*=0.01）。实验组的患者 3 年总生存率为 85.2%，显著优于对照组的 77.4%（*P*=0.04）。因此，对于合并 MVI 的患者，术后辅助性 TACE 也可作为综合治疗方案中的一部分。

因此，术后辅助性 TACE 在复发风险较高如大肝癌、多发病灶、合并 PVTT 或合并 MVI 的患者中可作为多学科治疗方案的选择之一，次数不宜过多，一般在术后肝功能恢复后行 1～2 次足够，次数过多不但起不到治疗效果，还会损害肝功能。原因如下：

①肝癌术后复发根据复发时间的不同，可分为早期复发和晚期复发。早期复发的根源在于手术切除时已经存在的微转移灶未能一并切除；晚期复发的肿瘤则是在肝炎肝硬化背景上重新生长的肿瘤，此类复发多为多中心起源。对于肿瘤分期相对较晚的患者，其早期复发风险高，术后辅助性 TACE 的主要作用机制：早期发现存在的微转移灶并且对其起到治疗作用从而延长生存时间。而对于在肝硬化基础上发生的多中心起源的晚期复发病灶则无法起到预防作用。

②目前医学影像学技术发展非常迅速，特别是敏感程度最高的磁共振，其分辨率高，软组织对比度良好，不同组织有不同的信号特征，更容易发现早期病变，部分＜ 5mm 的病灶也可以被识别，同时也非常方便、经济。因此对于随访规律的患者，其早期发现复发病灶的能力并不亚于肝动脉造影。

③尽管术后辅助性 TACE 可同时起到治疗作用，但是即使不做术后辅助性 TACE，通过严密随访，可以早期发现复发病灶，亦可及时且更有针对性、合理性地针对复发情况制定治疗方案，

并不会延误治疗。

④术后辅助性 TACE 可能引起肝功能损害、胆管损伤、异位栓塞等不良反应。肝癌主要由肝动脉供血，同时，正常肝脏细胞、肝内胆管及其他器官亦有动脉供血，特别是肝内胆管壁仅由肝动脉滋养，若栓塞和化疗药物不能完全进入肿瘤，有可能引起胆管损伤甚至造成胆汁湖形成。

综上所述，笔者认为，肝癌切除术后辅助性 TACE 治疗应有选择地开展，才可以充分趋利避害，发挥辅助性 TACE 的最大作用。

参考文献

1. 中华医学会外科学分会肝脏学组 . 腹腔镜肝切除术专家共识（2013 版）. 中国肿瘤临床，2013，40（6）：303-306.

2. Hirokawa F，Hayashi M，Miyamoto Y，et al.Short- and long-term outcomes of laparoscopic versus open hepatectomy for small malignant liver tumors: a single-center experience.Surg Endosc，2015，29（2）：458-465.

3. Yin Z，Fan X，Ye H，et al.Short- and long-term outcomes after laparoscopic and open hepatectomy for hepatocellular carcinoma: a global systematic review and meta-analysis.Ann Surg Oncol，2013，20（4）：1203-1215.

4. Li W，Zhou X，Huang Z，et al.Laparoscopic surgery minimizes the release of circulating tumor cells compared to open surgery for hepatocellular carcinoma.Surg Endosc，2015，29（11）：3146-3153.

5. Twaij A，Pucher PH，Sodergren MH，et al.Laparoscopic vs open approach to resection of hepatocellular carcinoma in patients with known cirrhosis: systematic review and meta-analysis.World J Gastroenterol，2014，20（25）：8274-8281.

6. Cheung TT，Dai WC，Tsang SH，et al.Pure laparoscopic hepatectomy versus open hepatectomy for hepatocellular carcinoma in 110 patients with liver cirrhosis: a propensity analysis at a single center.Ann Surg，2016，264（4）：612-620.

7. Poon RT，Fan ST，Ng IO，et al.Different risk factors and prognosis for early and late intrahepatic recurrence after resection of hepatocellular carcinoma.Cancer，2000，89（3）：500-507.

8. 孙惠川，汤钊猷，马曾辰.影响肝癌根治性切除后复发率的因素.中华肝胆外科杂志，2000，6（1）：7-9.

9. 李锦清，张亚奇，张伟章，等.栓塞化疗在肝癌切除术后的价值.中华肿瘤杂志，1994，16（5）：387-389.

10. 郭荣平，李国辉，李升平，等.原发性肝癌术后复发再切除问题探讨.中华肝胆外科杂志，2000，6（6）：433-435.

11. Liang HH，Chen MS，Peng ZW，et al.Percutaneous radiofrequency ablation versus repeat hepatectomy for recurrent hepatocellular carcinoma: a retrospective study.Ann Surg Oncol，2008，15（12）：3484-3493.

12. 徐立，黎鹏，陈敏山，等.以射频消融为主的微创方式治疗肝癌术后复发.中华外科杂志，2008，46（21）：1617-1620.

13. 张耀军.肝细胞癌切除术后复发的多学科治疗现状与展望.外科研究与新技术，2013，2（4）：255-258.

14. Izumi R，Shimizu K，Iyobe T，et al.Postoperative adjuvant hepatic arterial infusion of Lipiodol containing anticancer drugs in patients with hepatocellular carcinoma.Hepatology，1994，20（2）：295-301.

15. 李锦清，张亚奇，张伟章，等．肝癌术后高危复发病人的肝动脉栓塞化疗．癌症，1997，16（增刊）：37-38.

16. 林芷英，任正刚，夏景林，等．原发性肝癌根治切除后介入治疗对复发防治的疗效评价．中华肿瘤杂志，2000，22（04）：315-317.

17. 任正刚，林芷英，马曾辰，等．原发性肝癌切除术后早期行肝动脉造影和肝动脉栓塞化疗对发现和治疗残癌的价值．中国临床医学杂志，1998，5（01）：20-22.

18. Peng BG，He Q，Li JP，et al.Adjuvant transcatheter arterial chemoembolization improves efficacy of hepatectomy for patients with hepatocellular carcinoma and portal vein tumor thrombus.Am J Surg，2009，198（3）：313-318.

19. Sun JJ，Wang K，Zhang CZ，et al.Postoperative adjuvant transcatheter arterial chemoembolization after R0 hepatectomy improves outcomes of patients who have hepatocellular carcinoma with microvascular invasion.Ann Surg Oncol，2016，23（4）：1344-1351.

20. Wang Z，Ren Z，Chen Y，et al.Adjuvant transarterial chemoembolization for HBV-related hepatocellular carcinoma after resection: A randomized controlled study. Clin Cancer Res，2018，24（9）：2074-2081.

（陈锦滨　整理）

肝癌的射频消融治疗

27. 肝癌局部消融治疗的不同方法与特点

　　肝癌局部消融治疗按其作用原理可以分为物理消融和化学消融两大类。化学消融是最早应用于肝癌局部治疗的消融方法，它依靠液体的弥散及其化学作用直接杀灭肿瘤，主要包括瘤内无水酒精注射、瘤内无水乙酸注射等方法，PEI 是其代表方法。物理消融是近几十年内兴起的局部治疗手段，由于其安全性和有效性，很快在临床上被推广应用。目前主要有射频消融术、微波消融术、冷冻消融、高功率聚焦超声、激光消融治疗（interstitial laser photocoagulation）及最近出现的不可逆电穿孔（irreversible electroporation，IRE）消融肿瘤技术等。目前射频消融治疗是肝癌局部消融治疗的代表性方法。下面就目前较为常用的各种局部治疗（PEI、RFA、MCT、IRE 等）手段分别进行阐述和比较。

（1）瘤内无水酒精注射

PEI 是最早应用于肝癌的局部治疗手段。自 Sugiura 等 1983 年报道了 PEI 应用于肝癌的治疗以来，已经有 30 多年的历史。PEI 的原理是：无水酒精注入瘤体内后，肿瘤细胞出现脱水、细胞内蛋白凝固，同时肿瘤血管内血栓形成进一步促使肿瘤细胞坏死、纤维化。肝癌组织内细胞间结构较松散，而肿瘤周围肝组织由于肿瘤包膜的存在阻止酒精进一步扩散，使无水酒精注入后主要在肿瘤内扩散，对正常肝组织损伤小。随后的许多研究证明，PEI 能够使 ≤ 2.0cm 的肿瘤几乎 100% 坏死，≤ 3.0cm 的肿瘤 80% 坏死，3.0 ～ 5.0cm 的肿瘤 50% 坏死。因此，PEI 一般强调反复、多次的注射，较为常用的方法是 3 ～ 4 次 / 周，剂量没有明确的规定，一般是每次注入的酒精量（ml）与肿瘤直径相当（cm），直到肿瘤完全坏死。

PEI 主要应用于 ≤ 5.0cm 的肿瘤，特别是对于 ≤ 2.0cm 的肿瘤，日本和意大利将 PEI 作为一线的治疗选择。文献报道 PEI 治疗 ≤ 3.0cm 小肝癌的 5 年生存率为 48% ～ 60%；≤ 2.0cm 的小肝癌可以达到 78%。Ebara 等 2005 年报道了一项单中心应用 PEI 治疗小肝癌的 20 年经验，结果 3 年、5 年总体生存率分别为 81.6%、60.3%。另外，PEI 是一种非常安全的治疗手段，几乎所有报道均没有治疗相关死亡率，严重并发症发生率为 1% ～ 3%。但是 PEI 也存在一定的缺陷：①治疗范围有限，仅对 ≤ 3.0cm 小肝癌疗效较好，而对于 > 3.0cm 的肿瘤，由于肿瘤内部的纤维间隔阻止了酒精的弥散，不可避免的存在肿瘤残留区，术后的复发率高。② PEI 由于酒精的弥散范围有限及肿瘤假包膜的存在，无法达到 1.0cm 的安全边界。③ PEI 需要反复多次进行，操作要求较高。近年来，随着 PEI 注射针的改进，如伞形多极 PEI 注射针的出现，虽然部分克服了以上缺点，但是总体上来讲，其疗效还是不及 RFA 和 MCT，有被代替的趋势，但是 PEI 还是有他的价值：其一，对于一些特殊部位的肿瘤如肝门区、邻近胆囊、十二指肠、胃等重要器官的肿瘤，PEI 还是更为安全的局部治疗方法；其二，PEI 经济实用，在很多地区仍被广泛的应用。

（2）射频消融治疗

RFA 是一种物理热消融技术。RFA 时，将一针型电极置入肿瘤内，射频治疗仪发出（450±50）KHz 的高频交流电磁波，经非绝缘的电极顶端流入周围组织，使组织内离子产生快速的振动，摩擦产热，局部温度可达 90 ～ 120℃，使肿瘤组织细胞发生热凝固性变性和坏死，从而达到杀灭肿瘤的目的。

RFA 自 1993 年首先被 Rossi S 应用于肝癌的治疗，开始多作为肝癌姑息治疗的手段。到 90 年代中期，第二代射频消融电极针的出现，才使 RFA 在小肝癌的治疗中受到重视，逐渐被广泛应用，并被认为是小肝癌的一种根治性治疗手段。据 Rossi S 等 1996 年报道的 RFA 治疗小肝癌的长期生存结果：39 例 ≤ 3.0cm 的小肝癌 RFA 术后 1 年、3 年、5 年生存率分别为

97%、68%、40%。随后的报道逐渐增多，尽管存在病例选择的偏倚，众多的回顾性、非随机对照研究仍然表明 RFA 治疗小肝癌的疗效可以和手术相媲美：其治疗后 3 年、5 年生存率可以达到 50%～80%、40%～60%，5 年复发率一般为 40%～50%左右。陈敏山于 2006 年报道了一项前瞻性临床随机对照研究，分别应用 RFA 和手术切除治疗≤5.0cm 的小肝癌 71 和 90 例，结果显示：术后两组 1 年、2 年、3 年、4 年生存率分别为 95.8%、82.1%、71.4%、67.9% 和 93.3%、82.3%、73.4%、64.0%，没有统计学差异，但是 RFA 组的术后并发症发生率明显低于手术切除组（3/71 *vs.* 50/90），术后住院时间明显较短 [（9.18±3.06）*vs.*（19.70±5.61）]。根据目前的研究结果，我们认为：RFA 可以部分代替手术切除，尤其是对于中央型的小肝癌、术后复发的小肝癌、多发的小肝癌，可以首选 RFA 治疗。

　　影响 RFA 治疗小肝癌疗效的因素主要有：肿瘤大小、部位、分期，肝功能情况等，其中病灶大小是最主要的因素。Livraghi 等在一项研究中指出，随着目标肿瘤直径的增大，完全消融坏死率急速下降，肿瘤直径≤3.0cm 时完全消融率≥90%；肿瘤直径介于 3.1～5.0cm 时完全消融率为 71%。而对于肿瘤直径＞5.0cm 时完全消融率只有 25%。

　　RFA 治疗大肝癌疗效稍差，陈敏华等 2006 年报道采用 RFA 治疗肝癌 231 例，肿瘤大小 1.2～7.4cm，平均 4.0cm，术后 1 年、2 年、3 年、5 年总体生存率为 84.7%、65.4%、55.8%、

40.7%，按照 AJCC 分期，Ⅰ期为 92.9%、87.4%、80.2%、72.6%，其他期为 80.4%、63.5%、55.3%、38.5%。多因素分析显示 Child-Pugh 分级、肿瘤病理分级和治疗方案是影响预后的主要因素。

（3）微波消融治疗

微波消融原理是在病变组织内导入天线，发出频率≥900MHz 的电磁波，在电磁场中水分子等极性分子随微波频率变化而剧烈运动，并且细胞中的带电离子及胶状颗粒也随微波震荡而运动摩擦生热，局部组织因受热引起温度升高，可在局部产生由中心向外周递减的均匀分布的温度场，中心温度可达 145℃以上，从而引起组织凝固坏死，将肿瘤组织杀灭。早期由于受设备的限制，MCT 多采用术中直视下进行，随着近来新的微波探针的研制成功，目前多采用经皮穿刺进行。由于多种原因，MCT 早期仅在日本和我国应用较为广泛，而其他地区少见相关文献报道。近年来随着 MCT 仪器在欧美地区获得批准上市，MCT 在欧美地区的应用和文献报道也逐渐增加。

MCT 治疗≤3.0cm 的肿瘤完全坏死率为 70%，>3.0cm 的肿瘤为 55%，开腹或腹腔镜下可以获得更高的坏死率。梁萍等统计国内 7 个医疗机构共 1007 个患者（1363 个癌结节），入选标准为单个结节≤8 cm 或结节数≤3 个、每个结节≤4 cm，影像学提示无门脉癌栓及远处转移；入组患者肿瘤平均直径为（2.9 ± 1.8）cm（范围 1.0 ～ 18.5 cm），其中 904（66.3%）个结节≤3 cm，459（33.7%）个结节＞3 cm；结果显示 1 年、3 年、5 年累积生存率 91.2%，72.5% 和 59.8%；治疗相关死亡率 0.4%（4/1007）；严重并发症率 2.2%（36/1643）。这一大规模、多中心的回顾性分析表明经皮微波消融治疗肝癌的 5 年生存率可以与手术相媲美。

对于肝脏较大肿瘤，微波消融也显现出其的强大优势，Kuang M 等报道了 90 例肝癌患者应用水循环内冷却微波天线经皮微波消融，肿瘤大小分组为≤ 3.0cm、3.1 ～ 5.0cm、5.1 ～ 8.0cm，完全消融的成功率分别为 94.0 %、91.0 %、92.0 %，只有 5.0% 的患者出现消融后近期的局部进展，这项研究结果也证明了微波消融对较大肿瘤消融的可行性。

（4）不可逆电穿孔消融肿瘤技术

IRE 是通过一系列电脉冲永久损害细胞膜脂质双分子层，致使细胞凋亡，促进人体免疫系统通过细胞吞噬作用清除凋亡组织，从而清除肿瘤组织。该技术具有组织消融选择性强，无热导效应，消融区边缘锐利，不损害邻近治疗区域动脉、静脉、周围神经、尿道或肝内胆管等重要结构的特点。由于其所具有的非热细胞消融的特殊模式、不影响胶原等支撑结构、允许消融组织区域健康组织再生、无瘢痕形成等重要特性，已在肿瘤临床治疗中受到广泛重视，并形成了较为成熟的治疗手段，简称纳米刀（NanoKnife）。

IRE 的适应证包括：肝功能 Child-Pugh 评分 A 或 B 级；一

般状况良好，ECOG 评分在 2 分或以下，没有严重疾病。IRE 的禁忌证包括：患者有明确的缺血性心肌病或心衰，心律失常，治疗控制不良的高血压，不适合引流的胆道梗阻，Child-Pugh C 级的肝硬化，无法控制的腹水，最近 3 个月内发生过静脉曲张出血，血清总胆红素大于 $50\,\mu\,mol/L$，血清白蛋白低于 25g/L，INR 大于 1.5，血小板计数少于 $50\times10^9/L$，浸润性或弥漫性肿瘤，肝静脉癌栓等。

IRE 应用于肝脏肿瘤消融的成功率参差不齐。Cheung 等报道采用 IRE 临床治疗 11 例肝癌患者 18 个瘤灶，整体瘤灶完全消融率为 72%，而 < 3cm 的瘤灶完全消融率为 93%；平均随访（18±64）个月，局部无复发。Cannon 等报道对 44 例邻近有重要结构的肝脏恶性肿瘤实施 IRE 临床治疗，瘤灶完全消融率为 100%；术后随访观察 3 个月、6 个月、12 个月，整体局部瘤灶无复发率分别为 97.4%、94.6%、59.5%。而 < 3 cm 瘤灶局部无复发率分别为 100%、100%、98%，未发生治疗相关死亡事件及后期胆道狭窄和门脉血栓等并发症。

虽然 IRE 临床应用中已展现出良好的应用前景，但还是暴露出一些问题，如术中出现心律失常、肌肉收缩、气胸等。IRE 治疗过程中可能出现严重的心律失常，与治疗电极与心脏的距离有关，室性心律失常大概在 25% 的病例中出现，治疗后患者收缩压可能一过性增加 20 ～ 30mmHg。在实施 IRE 时，治疗对象往往会出现肌肉收缩的情况，其原因尚未完全明了。目前治疗中一般通过注射肌肉松弛剂来减缓肌肉收缩。电极针置入有发生气胸和出血风险等。疼痛并不常见，即使出现也较为温和，一般术后 1～2 天后恢复。肝功能损害较小，一般在术后 2 周后基本回复。

（张耀军　整理）

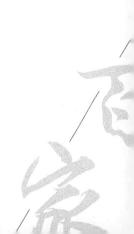

28. 局部消融治疗不同经皮介导方法的比较与应用

局部消融治疗多是在影像学方法引导下经皮穿刺进行，常用的有超声、CT、MRI 引导，或者在腹腔镜引导下经皮穿刺进行。经皮穿刺消融治疗创伤小，恢复快，可以门诊进行，但是存在影像学显示不清、穿刺困难和伤及邻近脏器等风险；腹腔镜下、开腹手术直视进行，可同时行术中超声检查发现更多术前没有发现的病灶，同时可以多方位进针，有利于穿刺和保护周围脏器，还可以同时阻断肝门，减少肝脏血流，增加消融范围，提高消融效果等，但是其创伤较大，恢复时间较长。下面就各种不同的经皮介导方法逐一说明和比较。

（1）经皮超声引导

经皮超声引导是目前文献报道最常用的引导方法，其优点如下：①实时，伤害最小，手术过程所需时间最少，可以在门诊进行。②穿刺准确，可以根据消融过程中高回声区域的大小实时观察病灶消融情况。③术后恢复快，手术痛苦小，治疗后住院时间短，仅需 2～3 天，容易被患者接受。④对于超声能观测到的肿瘤，文献报道肿瘤单次完全消融率高达 92.30%。但是，超声引导的缺点有：①存在超声盲区，如果肿瘤靠近膈顶或者病灶周围肠气较多，超声可能难以观察到肿瘤。②开机治疗后因产热导致局部微泡产生，对超声成像造成干扰从而影响穿刺的准确性，如果欲行多次多针治疗常需先暂停治疗，待局部微泡消失后再行穿刺。③治疗观察到的超声影像与肿瘤是否完全坏死并没有联系。

　　准确的定位是射频消融治疗的关键，超声可能因为肿瘤位置的关系，在声窗较差的情况下导致肿瘤显示困难，或者是患者肝硬化较重，肝硬化结节与小肝癌鉴别困难。为了克服这些困难，很多医院或中心也启用了很多的新技术或设备，例如人工胸水或腹水，可改善声窗、更好的显示肿瘤。Minami 等报道采用人工胸腔积液，实现肝癌消融后 96.4% 的完全坏死率。Rhim 等使用人工腹水，完全消融率也高达 96.0%，人工腹水能最大程度的隔开肿瘤消融区域与肠、膈肌等脏器，从而减小热损伤的风险。融合成像技术是超声引导操作时肿瘤显示困难时的一个有力工具，该技术预先获取患者的 CT 或 MRI 数据，经过格式转化后再实时地与超声探头同步融合图像，Lee 等通过这种图像融合技术，使超声显示困难的小肝癌（平均直径 1cm）消融成功率达到了 100%。Song 等采用这种技术对于术前检查超声无法探及的病灶重新进行准确定位后，对其中 53.3% 的患者进行了射频消融治疗。超声造影对于显示不清的病灶也有很大的帮助，新型的微泡剂甚至还可呈现肿瘤血管显像之后的枯否氏相期（即给药后 10 ～ 15 分钟），HCC 会在高回声背景中持续的显示无回声，利于辨认，因而更容易进行消融治疗。

　　（2）经皮 CT 引导

　　经皮 CT 引导较超声引导更直观，无盲区，穿刺也更准确，不受肠气干扰，创伤与经皮超声引导相近，完全消融率高。缺点：①穿刺时需反复多次扫描以确认射频针确实已经准确进入肿瘤，治疗过程耗时较长，特别是与超声引导相比明显较长。②因呼吸时肝脏随膈肌上下运动，导致不能准确穿刺。③不能实时观察穿刺过程及肿瘤消融情况，当肿瘤靠近大血管或大胆管时，有损伤肝内重要大血管或大胆管可能。相对于超声而言，CT能更好的显示肿瘤的情况、射频针的位置。但是搭建消融台架需要花费很多的时间，对于肿瘤位置需要特殊角度入路的更加不方便，消融针固定不太方便，尤其是消融浅表部位肿瘤的时候。CT和超声可同时使用，优势互补。

(3) 经皮 MRI 引导

经皮 MRI 引导是目前较为少用的方法，主要限制是必须要有昂贵的开放式 MRI 和 MRI 兼容的射频设备。与超声和 CT 比较，MRI 组织分辨力较高，不受骨骼、脂肪和气体影响；可显示膈顶等特殊部位及较小病灶，并具备任意方位成像能力，可显示射频电极全长，准确反映射频电极与病灶的关系。消融治疗会导致组织出血及蛋白浓缩，消融灶边缘 T1WI 呈清晰高信号，组织热损伤后产生脱水效应，使消融灶 T2WI 呈低信号。采用 T1WI 平扫可准确评价消融灶范围：消融后组织水肿，增强 CT 及超声造影均不能准确显示微小残留灶，而 T1WI 上消融灶呈现典型同心圆信号，已消融肿瘤灶信号较低、位于中央，消融的正常肝组织信号较高、位于周边；如消融不完全，则显示为高信号环未包绕低信号瘤灶。因此，MRI 对于消融治疗术后即时疗效评价极为重要，可避免短期内再次手术。

（4）经皮腹腔镜引导

经皮腹腔镜引导适用于肿瘤位于肝表面，或者邻近胆囊、胃肠等，或者超声 /CT 显示不清或难于经皮穿刺者。腹腔镜直视下经皮射频消融创伤也较小，也符合微创的原则，并发症发生率及术后死亡率均较低，肿瘤完全消融率较高，患者恢复时间及手术时间介于经皮影像学引导下穿刺与手术直视下穿刺之间。其优点是对于位于肝表面的肿瘤定位直观清楚，引导穿刺准确；可以在腹腔镜下直接和即时观察肿瘤消融情况；可以发现术前未能被影像学发现的微小病灶；对邻近肿瘤的器官如胆囊及胃肠道可以术中用器械推开以使其免受射频热量灼伤。其缺点是对位于肝实质深处的肿瘤，即使借助腹腔镜超声也较经皮超声更难定位；另外如果患者有开腹手术史，因腹腔内黏连较重而导致不能行腹腔镜下射频消融治疗。

开腹直视下射频消融优点与腹腔镜引导相似。但较之腹腔镜下引导，开腹直视下引导可以显露各个部位的肿瘤，从不同的角度进行穿刺消融。还可术中阻断肝血流以增大射频消融的范围，可同时合并切除肝脏肿瘤或者胃肠道的原发肿瘤，对于手术后腹腔黏连患者也可在术中充分松解黏连后再行射频治疗，亦可借助术中 B 超对位于肝实质深处的肿瘤进行治疗。但是开腹手术创伤较大，使射频消融治疗失去了微创的优势，患者较难接受。

（5）各种引导方式的选择

经皮超声引导适用于超声能够探测到的肝内所有肿瘤，尤其适用于肿瘤位于肝实质深处时。对于位于膈顶的肿瘤，在保证患者术中呼吸功能正常的情况下，人工注入一定量的胸水可以使挡住肿瘤显像的肺组织被推离从而显现穿刺径路。对于肝表面的肿瘤也可以采用人工腹水协助治疗。CT 引导与超声引导适应证基本相同，当超声不能检测到肿瘤时，可选择 CT 或 MRI 引导下消融。腹腔镜直视下消融适用于肿瘤位于肝脏表面或边缘，且无开腹手术史的患者。开腹直视下消融适用于手术之后肿瘤复发和在处理原发肿瘤（如原发于胃肠道的肿瘤）的同时对肝脏的转移灶进行消融，以及肝内多个肿瘤时切除较大肿瘤后对余下的较小肿瘤进行消融。一般认为应该根据病灶的具体情况选择合适的治疗途径，首选经皮途径，但是确实存在影像学显示不清，穿刺困难或者有伤及周围脏器之虞时，应该选择腹腔镜或开腹手术直视进行。

（张耀军 整理）

29. 射频消融治疗肝癌的最佳适应证

射频消融作为肝癌根治性治疗的主要方式之一，经过多年的发展，其疗效已得到多项研究的证实，并逐渐确立了其作为肝癌一线治疗方式的地位。更为重要的是，由于其巨大的微创优势，在某些临床情况下，更被认为是可取代手术治疗的第一选择。但射频消融的最佳适应证，尚未完全明确，是目前研究的热点。既往观点认为，射频消融的适应患者是单个肿瘤病灶≤ 5cm 或 3 个病灶≤ 3cm、肝功能 Child A 级或 Child B 级的肝癌患者。

但即使是同样的患者，射频消融治疗后的长期生存率波动仍较大。Lencioni 等报告了 206 例单个肿瘤病灶 ≤ 5cm 或 3 个病灶 ≤ 3cm、肝功能 Child A 级或 Child B 级的肝癌患者，射频消融术后 5 年生存率为 41%，但对于单个病灶、肝功能 Child A 级者，术后 5 年生存率达到 48%。日本学者 Tateishi 报道射频消融治疗 664 例同类型肝癌患者后，其 5 年生存率为 54.3%。陈敏山等回顾性分析了 803 例肝癌射频消融术后长期生存状况，其中原发性肝癌 672 例，结果显示：按中国抗癌协会肝癌专业委员会 2001 年通过的肝癌临床分期为 Ia 期（单个最大直径 ≤ 3cm）和 Ib 期（单个或两个最大直径之和 ≤ 5cm）的患者效果最好，5 年生存率分别达到了 61.92%、42.20%。因此探讨影响射频消融治疗肝癌疗效的因素，并因此寻找肝癌射频消融最佳适应人群是最合理和有效的方式。从已有的报道结果分析并结合临床实际，影响射频消融疗效的主要因素包括：肿瘤病灶大小、肿瘤数目、肿瘤的位置、患者的肝功能状态及患者的一般状况。

肿瘤大小是诸因素中最主要的影响射频消融疗效的因素之一，原因如下：①单次射频毁损的范围受局限。射频的热毁损范围为 3 ~ 5cm，肿瘤直径较小的情况下，单次热凝即可覆盖肿瘤及其边缘 1cm；而较大直径的肿瘤，虽然可以根据数学模型精确计算反复多点毁损，但因组织碳化或坏死过程中出现汽化干扰观察，难以准确定位。而且各个球形的毁损区间可能会留下无法重叠到的盲区，致使肿瘤毁损不彻底，局部容易复发，影响最终疗效。②较大的肿瘤更有可能形态不规则，如果热凝仅局限于该肿瘤的大体部分，那么不规则的某个边缘可能存活肿瘤细胞。③较大肿瘤的消融会造成较大、较多的并发症。Livraghi 等在一项研究中指出，随着目标肿瘤直径的增大，完全消融坏死率急速下降，直径≤ 3.0cm 时完全消融率≥ 90%，肿瘤直径介于 3.1 ～ 5.0cm 时完全消融率为 71%，而对于肿瘤直径＞ 5.0cm 时完全消融率只有 25%。因此直径≤ 3.0cm 的肝癌患者可能是潜在的最佳射频消融适应人群。

肿瘤位置是选择射频消融的重要因素之一。临床上发现肿瘤临近血管及其他重要组织或肿瘤位于包膜下的肿瘤病灶射频消融治疗效果较差，中央型病灶效果较好。肿瘤临近血管时，血液具有灌注调节冷却效应，治疗病灶邻近血流量大的血管时，射频消融产生的热量会被血液带走，使消融实际范围偏小，从而影响消融的效果，导致消融不完全，病灶残留。此外，射频消融治疗时为避免对邻近血管的损伤，有时就无法遵从毁损范围覆盖肿瘤边缘 1cm 的原则，致使治疗不彻底。此外，肿瘤近血管，癌细胞易侵袭血管循血液转移也是引起肝内远处复发的因素。肿瘤位于肝包膜下是复发的又一危险因素，对于经皮射频消融治疗而言，肿瘤位于肝包膜下，为避免损伤临近的器官、膈肌、腹壁等，热凝常不能完全覆盖肿瘤边缘 1cm 的区域，致使治疗不彻底。

术前 Child-Pugh 分级是另外一个影响肝癌射频疗效的重要因素。我国肝癌患者中大部分有 HBV 感染背景，合并肝硬化者比例很高，射频治疗时部分患者的肝功能已发展到失代偿期。Child-Pugh 分级与射频消融疗效相关，主要原因可能是：①很多患者合并严重的肝硬化，特别是 Child-Pugh B 级的患者，射频消融术后可能死于肝硬化及其并发症，治疗的预后差，生存率低。②射频治疗会对患者的肝功能产生影响，在对分级差的患者射频治疗时需避免对肝功能的过度损伤，治疗不能彻底。③肝癌合并肝硬化与肿瘤的多中心生长有关，容易复发。

　　针对以上影响因素，陈敏山等设计了一系列研究来明确射频消融的最佳适应人群。在一项包括 145 例肿瘤病灶≤ 2.0cm、Child-Pugh A 级肝癌患者的研究中，发现射频消融的 5 年生存率及无瘤生存率均优于传统的手术切除，更为重要的是，射频消融的优势主要体现在治疗肿瘤病灶≤ 2.0cm 中央型肝癌上面。分析其原因，一是对于肿瘤病灶≤ 2.0cm 肝癌，射频消融可达到完全消融且能够保持足够的安全边距；二是对于中央型肝癌，相对于手术切除需要切除较多正常肝组织而言，射频消融存在着巨大的微创优势，对于大多数合并肝硬化的肝癌患者来说具有重要的临床意义。对于老年人肝癌而言，除了肝癌的因素，其他因素也制约着肝癌现有治疗手段的应用及治疗效果。老年人多合并基础疾病，创伤性大的手术治疗后引起的并发症较多，直接影响预后。因此，射频消融的微创优势显得尤为重要。陈敏山等发现，对于肿瘤病灶≤ 2.0cm、Child A 级的老年性肝癌，射频消融的整体疗效要优于手术切除。

以上结果提示我们，目前射频消融的最佳适应人群，主要包括以下人群：

对于 ≤ 2.0cm 的中央型肝癌，射频消融可作为首选的治疗方案。而其可被应用于以下情况肝癌患者的根治性治疗：①肿瘤大小 ≤ 3.0cm；②肿瘤位于肝脏深部；③老年患者；④身体情况不能接受手术切除者。

参考文献

1. Lencioni R，Cioni D，Crocetti L，et al.Early-stage hepatocellular carcinoma in patients with cirrhosis: long-term results of percutaneous image-guided radiofrequency ablation.Radiology，2005，234（3）：961-967.

2. Tateishi R，Shiina S，Teratani T，et al. Percutaneous radiofrequency ablation for hepatocellular carcinoma. An analysis of 1000 cases.Cancer，2005，103（6）：1201-1209.

3. 陈敏山，张耀军，李锦清，等 . 射频消融治疗肝脏恶性肿瘤的八年经验总结（附 803 例报道）. 第四届全国肿瘤学进展学术会议论文集，2007.

4. Peng ZW，Lin XJ，Zhang YJ，et al.Radiofrequency ablation versus hepatic resection for the treatment of hepatocellular carcinomas 2 cm or smaller: a retrospective comparative study.Radiology，2012，262（3）：1022-1033.

5. Peng ZW，Liu FR，Ye S，et al.Radiofrequency ablation versus open hepatic resection for elderly patients（＞ 65 years）with very early or early hepatocellular carcinoma. Cancer，2013，119（21）：3812-3820.

（彭振维）

30. 射频消融与手术切除治疗肝癌

目前国内外多个中心都报道了肝癌射频消融的长期疗效。对于单个肿瘤病灶≤ 5cm 或 3 个病灶≤ 3cm、肝功能 Child A 级或 B 级的肝癌患者，射频消融术后 5 年生存率为 41.0% ～ 58.6%，充分明确了射频消融在符合上述标准小肝癌中的疗效，同时我们也发现，此类小肝癌中射频消融的疗效媲美手术，基于其微创优势，足以挑战手术切除的金标准地位。

目前关于手术和射频消融治疗小或早期肝癌的对照性研究相对较少，且多为回顾性研究，循证级别较低。但这些回顾性研究显示，射频消融与手术切除两者之间在总体生存率上效果相当，但是手术治疗能够获得低肿瘤进展率和较高的无瘤生存率。但是这些研究显示手术组的患者具有更好的肝脏储备功能和更好的肿瘤分期。因此迫切需要高循证级别的研究，例如随机对照研究来证实二者的优劣。

陈敏山等的前瞻性随机对照研究比较分析了手术和射频消融治疗肝癌的效果。分析显示对于单个、直径≤ 5cm 的肝癌，其生存率和无瘤生存率差别无显著意义：手术组和射频消融组其 4 年生存率分别为 64.0% 和 67.9%，而在 4 年无瘤生存率方面则分别为 51.6% 和 46.4%。研究结果提示对于单个的小肝癌，手术与射频消融具有同样的治疗效果，包括相同的无复发生存期。同时射频消融的花费和住院时间更优。目标人群同样是小肝癌的另一项随机对照研究显示，对于最大直径≤4cm，肝功能 Child A 级或 B 级的肝癌患者，射频消融与手术切除治疗后，3 年总体生存率为 74.8% 和 67.2%，对应的 3 年无复发率为 61.1%、49.2%，射频消融与手术切除治疗在局部控制及长期疗效上无显著差异，然而同样地，射频消融组患者术后疼痛、并发症及住院时间却明显少于手术组，提示对于小肝癌的治疗，选择射频消融可能使患者的临床获益更多。而基于随机对照的荟萃分析也显示了二者对于小肝癌具有相同的疗效。但射频消融的微创性仍是其相对于手术切除的优势所在。

但是在临床实际操作过程中，我们发现，对于部分小肝癌患者，射频消融治疗过程中风险较大，存在消融不完全或是消融边界不够的问题。比如临近大血管旁的病灶，由于血流的热流失的影响，肝癌病灶难以达到完全消融。比如肝包膜下的病灶，治疗的过程中可能会导致肿瘤破裂和转移，同时还有造成肿瘤播散的可能；另外靠近胆管、肝外（如肠道、胃）器官的病灶，治疗后极易造成胆漏、胃肠穿孔等并发症，使患者处于高风险之中。而对于＞3.0cm 的肝癌，由于射频消融范围有限，射频消融治疗后易致消融不完全、术后易局部复发、难于保证足够的"安全边界"。当然，近年来兴起的联合其他治疗方式的联合疗法被证实可以有效解决单纯射频消融对于较大肝癌消融范围不够的问题，比如射频消融联合经皮无水酒精注射、经肝动脉灌注化疗栓塞等。当然对于手术切除，同样存在问题。比如出血、肝硬化残肝不足、复发后再切除面对的黏连等。因此，应该结合各自的优缺点，采取多学科的方式，合理选择患者的治疗方式是射频消融还是手术切除。目前，已有研究证实，对于中央型肝癌或是合并并发症多的患者选择射频消融更有优势；对于外周性肝癌或是肿瘤偏大的肝癌患者，手术切除更有优势。

综合上述，笔者的经验是，在选择射频消融或是手术切除时，在多学科讨论的基础上可遵循下列原则：

（1）射频消融：

①中央型小肝癌（≤3cm）。

②术后复发性小肝癌（≤3cm），如再次手术切除恐怕剩余的肝组织不多，此时射频治疗更为合适。

③不宜手术切除、手术切除风险大，或者是肝功能欠佳的小肝癌（≤3cm），射频治疗并发症少。

④多发性小肝癌（≤3cm），特别是分布在不同肝叶或段的病灶，手术切除范围广，易发生术后肝功能衰竭等并发症，射频治疗最大程度的保留了正常肝组织。

⑤不能手术切除的大肝癌（＞3cm），采取射频消融联合其他局部治疗方法。

（2）手术切除：

①外周型小肝癌，特别是位于包膜下，位置表浅，经皮射频治疗易伤及周围组织器官。

②对于直径在3.1～5cm的病灶，手术治疗的彻底性好于射

频治疗。

③常规 B 超、CT 定位病灶困难,射频无法经皮引导治疗。

④无手术禁忌证的大肝癌。

参考文献

1. Peng ZW, Zhang YJ, Chen MS, et al. Radiofrequency ablation as first-line treatment for small solitary hepatocellular carcinoma: long-term results. Ear J Surg Oncol, 2010, 36 (11): 1054-1060.

2. Chen MS, Li JQ, Zheng Y, et al.A prospective randomized trial comparing percutaneous local ablative therapy and partial hepatectomy for small hepatocellular carcinoma.Ann Surg, 2006, 243 (3): 321-328.

3. Feng K, Yan J, Li X, et al.A randomized controlled trial of radiofrequency ablation and surgical resection in the treatment of small hepatocellular carcinoma.J Hepatol, 2012, 57 (4): 794-802.

4. Peng ZW, Zhang YJ, Chen MS, et al.Radiofrequency ablation with or without transcatheter arterial chemoembolization in the treatment of hepatocellular carcinoma: a prospective randomized trial.J Clin Oncol, 2013, 31 (4): 426-432.

5. Zhang YJ, Liang HH, Chen MS, et al.Hepatocellular carcinoma treated with radiofrequency ablation with or without ethanol injection: a prospective randomized trial. Radiology, 2007, 244 (2): 599-607.

(彭振维)

31. 射频与微波治疗肝癌

肝癌消融技术疗效最优、应用最广的当属微波消融和射频消融，微波消融与射频消融都是通过高温来杀灭肿瘤的，但这两种消融技术在产热机理、消融范围及形状等方面存在差异。

（1）微波消融与射频消融的产热机理不同

微波消融工作原理是：频率 ≥ 900 MHz 的微波设备产生的电磁波（主要使用 915 MHz 与 2450 MHz 两种频率）使组织内存在的离子及极性分子蛋白质等高速震荡、摩擦碰撞而产生热能引起肿瘤细胞凝固性坏死。射频消融工作原理：利用频率从 375 kHz 到 500 kHz 的射频设备（临床常用 480 kHz 和 500 kHz），由电极头端裸露的非绝缘部分与粘贴在体表的大的弥散电极间产生电流回路，形成的交流电流使电极针周围的正负离子出现高速振荡和摩擦产热，从而使肿瘤细胞发生凝固性坏死。从上述作用机制可以看出：①两者频率不同，微波的频率千倍于射频频率，故单位时间内微波产热快，亦即微波热效率较高；②微波的传导不需依赖组织的导电性，而射频依赖组织的导电性。表现在实际消融过程中，微波与射频消融不同的有：①同样体积凝固坏死范围所需时间）微波较射频消融时间缩短；②消融范围内微波产热的温度较射频高，其受灌注介导的热降效应的影响更小；③微波对组织的电传导性依赖较小；④微波能量传递更少受呈指数上升的组织阻抗影响；⑤同时应用数个微波能量源较少出现射频消融中的相互干扰现象，数个微波能量源可通过协同作用达到更大的消融范围；⑥微波并非电流产热，因此不受起搏器或金属手术夹子的限制。但微波的高热效率是一把双刃剑，快速上升的组织温度使得它比射频更容易损伤邻近的结构，这是在临床实践过程应该加以注意的。此外，由于微波的物理特性及制作工艺等因素影响，微波针的可靠性较射频稍差，还有待进一步改进。

（2）微波消融与射频消融治疗小肝癌的疗效比较

市面上有众多的微波射频厂家，要达到可以与手术切除疗效媲美的根治性消融，选用合适的消融设备是非常重要的。笔者认为好的消融设备应该具备三个条件：①单点消融范围大；②消融形状近似于肿瘤形状（多数呈球形）；③消融范围内无残存癌细胞。其中单点消融范围足够大是非常重要的，对于随呼吸不间断移动的肝脏来说，用简单叠加消融的方法要达到立体空间上的无缝隙覆盖是很难的，亦即很容易出现消融不完全，从而影响疗效。随着电极技术的不断进展，微波与射频设备也在不断的改进之中，不同的微波与射频设备在消融范围与形状上是不同的，也不同程度影响了微波与射频的疗效。因此我们需要以具体的、辩证的、发展的眼光去比较微波与射频治疗肝癌的疗效。2002年日本学者Shibata前瞻性比较非水冷微波和多尖端伸展型射频治疗肝癌的疗效，微波组与射频组的完全消融率分别是89%和96%，局部复发率分别为17.4%和8.3%。2009年Ohmoto回顾性研究非水冷微波与内冷却射频，微波组与射频组的局部复发率分别为19%和9%（$P= 0.031$），微波组1年、2年、3年和

4 年总生存率为 89%、70%、49% 和 39%，而射频组是 100%、83%、70% 和 70%（$P = 0.018$）。上述两位日本学者所用的微波电极均为非水冷微波，该种微波消融范围较小，平均消融范围 2.2 cm × 1.9 cm，故其治疗效果难以与多尖端伸展型射频及内冷却射频匹敌。

随着微波消融技术的不断改进，通过水冷天线、改变微波天线结构、改进微波生成器等方式，明显克服了微波消融时间长、消融体积小等问题，临床所采用的微波设备所能达到的消融范围已明显超过早期设备。Abdelaziz 等进行的前瞻性研究中，作者所用的微波与射频消融电极均为内冷却型，微波与射频消融的完全消融率分别是 96.1% 和 94.2%（$P = 0.6$），局部复发率分别是 3.9% 和 13.5%（$P = 0.04$）。但是在 Zhang 和 Ding 的回顾性研究中，水冷微波与灌注型射频及内冷却型射频比较，在完全消融率、局部复发率及总生存率方面均无显著性差异。Huo 等对历年发表的微波与射频治疗肝癌的文献进行 Meta 分析（共 16 篇文献纳入分析，其中包括 4 篇肝转移癌），统计表明，在完全消融率、局部复发率、1 至 5 年总生存率和无病生存率方面微波与射频无显著性差异，但 6 年生存率微波优于射频，原发性肝癌与肝转移癌的亚组分析也是同样的结果。

综上所述，目前尚不能断言微波与射频疗效孰优孰劣。笔者认为，微波与射频消融单点范围相差不大的情况下，两种热消融方法治疗肝癌的疗效总体上不会有明显的差别，均可以作为肝癌主要的根治性微创治疗方式，均可以作为小肝癌的一线治疗方法。但在临床上要提高疗效，应该选用单点消融范围较大、消融形状近似球形且消融范围内无残存活癌细胞的设备。同时也应该看到，临床操作者的经验与耐心细致的操作也是影响疗效的重要因素，任何撇开操作者因素的疗效比较都是不科学的。

参考文献

1. Ding J, Jing X, Liu J, Wang Y, et al.Complications of thermal ablation of hepatic tumours: comparison of radiofrequency and microwave ablative techniques.Clin Radiol, 2013, 68 (6)：608-615.

2. Abdelaziz A, Elbaz T, Shousha HI, et al.Efficacy and survival analysis of percutaneous radiofrequency versus microwave ablation for hepatocellular carcinoma: an Egyptian multidisciplinary clinic experience.Surg Endosc, 2014, 28 (12)：3429-3434.

3. Cucchetti A, Qiao GL, Cescon M, et al.Anatomic versus nonanatomic resection in cirrhotic patients with early hepatocellular carcinoma.Surgery, 2014, 155 (3)：512-521.

4. Shi J, Sun Q, Wang Y, et al.Comparison of microwave ablation and surgical resection for treatment of hepatocellular carcinomas conforming to Milan criteria.J Gastroenterol Hepatol, 2014, 29 (7)：1500-1507.

5. Zhang XG, Zhang ZL, Hu SY, et al.Ultrasound-guided ablative therapy for hepatic malignancies：a comparison of the therapeutic effects of microwave and

radiofrequency ablation.Acta Chir Belg，2014，114（1）：40-45.

6. Huo YR，Eslick GD.Microwave ablation compared to radiofrequency ablation for hepatic lesions: a meta-analysis.J Vasc Interv Radiol，2015，26（8）：1139-1146. e2.

（彭振维）

肝癌的介入治疗

32. 联合无水酒精注射或联合 TACE 可改善射频消融治疗 > 3cm 肝癌的疗效

射频消融可通过高温来杀灭肿瘤，是肝癌的根治性治疗之一。射频针产生热量随距离增加而减弱，难以大范围有效灭杀肿瘤。因此 RFA 治疗肝癌的效果很大程度上取决于肿瘤的大小。Livraghi 等在一项研究中指出，随着目标肿瘤直径的增大，完全消融坏死率急速下降，直径 ≤ 3.0cm 时完全消融率 ≥ 90%，肿瘤直径介于 3.1 ～ 5.0cm 时完全消融率为 71%，而肿瘤直径 > 5.0cm 时完全消融率只有 25%。对于小肝癌（直径 < 3cm），RFA 的安全性、有效性已经被多个临床研究证实，得到广泛认可并被纳入多项国际指南。但对于 3cm 以上的肝癌，单纯 RFA 的治疗效果仍不甚理想，不如手术切除。但对于不适合手术切除者，亦可考虑行 RFA 治疗，并且可以通过联合其他治疗提高肿瘤的完全消

融率，加强疗效。

肝动脉栓塞化疗联合 RFA 治疗肝癌可以达到加强治疗效果的目的。首先，TACE 可以通过栓塞药物堵塞肿瘤供血动脉，并且通过肝动脉 – 门静脉小交通支进一步堵塞门静脉，血流的中断可以减少热量的流失，增加 RFA 的有效作用范围；其次，TACE 注入的化疗药物可一定程度上起到灭杀目标肿瘤的作用；最后，TACE 可以对肝内可能存在的微转移灶起到治疗作用，降低早期复发率，从而延长生存。Peng ZW 等进行了一项随机对照研究，将 189 名肿瘤＜ 7cm 的肝癌患者分为单纯 RFA 组和 TACE 联合 RFA 组。单纯 RFA 组仅接受 RFA 治疗，联合组先行 TACE，术中注入碘油和化疗药物，TACE 术后 2 周内进行 RFA 治疗，其随访结果显示，联合治疗组的 1 年、3 年、4 年无复发生存率为 79.4%、60.6% 和 54.8%；单纯 RFA 组的 1 年、3 年、4 年无复发生存率为 66.7%、44.2% 和 38.9%。两组的 1 年、3 年、4 年总生存率分别为 92.6%、66.6%、61.8% 和 85.3%、59%、45.0%。联合 TACE 治疗可将 4 年生存率提高大约 15%。除初治肿瘤外，TACE 亦可以加强 3cm 以上的复发性肝癌的 RFA 治疗效果。Peng ZW 的另一项研究证明了联合 TACE 可提高 RFA 治疗复发性肝癌的效果，其中的亚组分析结果显示，在 3.1 ～ 5.0cm 的复发性肝癌中，TACE 联合 RFA 的治疗优于单纯 RFA。在＜ 3cm 的亚组中两组的生存率则无显著差异。而对于肿瘤直径＞ 7cm 的肝癌，在特定情况下，也可考虑进行 TACE 联合 RFA 治疗。亦有研究将 TACE 联合 RFA 治疗与手术切除的效果进行对比。A. K. Bholee 等回顾性地对比 TACE 联合 RFA 和手术切除在治疗符合米兰标准的肝癌患者中的效果，其结果显示，TACE 联合 RFA 组的 1 年、3 年、5 年生存率为 94.6%、75.1% 和 55.3%，手术切除组的分别为 91.2%、64.4% 和 47.7%。两者无明显统计学差异。进一步的亚组分析显示，无论是肿瘤＜ 3cm 或者是 3 ～ 5cm，两种治疗方法所取得的生存率相近。而 TACE 联合 RFA 对于治疗肿瘤直径＞ 7cm 的肝癌的安全性和疗效亦可见报道，但其与手术切除的疗效对比尚不明确，仍需慎重考虑。

与 RFA 相似，经皮无水酒精注射也被用于肝癌的微创治疗。但单一的 PEI 治疗效果已经被证实劣于 RFA，但是两者的联合可以提高肿瘤的控制率，从而达到延长生存时间的目的。PEI 利用无水酒精在组织内的渗透作用，无论肿瘤的形态如何，都可以通过推注产生的压力，使无水酒精在肿瘤包膜内渗透和弥散，使肿瘤细胞凝固坏死。但无水酒精的渗透和弥散，会受到肿瘤内纤维组织的阻隔，使部分肿瘤细胞逃脱无水酒精的杀灭作用。因此，射频治疗与瘤内无水酒精注射术，两者用于不同组织类型和不同形态的肿瘤，疗效不同。如两者结合治疗则可以互相补充，可防止单一治疗中的肿瘤细胞残留。对于纤维成分较少的富血管型肿瘤，先注入无水酒精，可以使肿瘤内的血流减慢，有利于射频毁损范围的增大和治疗时间的缩短，从而增强射频治疗的效果。Zhang YJ 等进行了一项前瞻性研究，对比了 PEI 联合 RFA 与单纯 RFA 在肝癌治疗中的作用。其结果显示：两组之间的总体复发率无明显差异，但是联合治疗组的局部复发率更低。联合治疗组的 1～5 年生存率分别为 95.4%、89.2%、75.8%、63.3% 及 49.3%，而单纯 RFA 治疗组则分别为 89.6%、68.7%、58.4%、50.3% 和 35.9%，联合治疗组的生存率更优（P=0.04）。同时，该研究还根据肿瘤大小的不同进行亚组研究，进一步明确了联合治疗的最佳适应证，在 3.1～5.0cm 亚组中，联合治疗组的总生存率显著高于单纯 RFA 治疗组，而对于 3cm 以下或 5.1～7.0cm 亚组，两组之间的生存率则无明显差异。

因此，对于肿瘤直径大于 3cm 的肝癌，不可耐受手术或者位于肝脏中央手术风险较大的患者，可考虑采用以 RFA 治疗为基础的联合治疗，在 RFA 治疗前进行 TACE 或者 PEI 治疗。

（陈锦滨　整理）

33. TACE 不宜作为可根治切除肝癌的首选治疗手段

目前，手术切除、局部消融及肝移植被认为是肝癌的根治性治疗手段。在有机会根治的肝癌治疗策略制定过程中，以手术切除为最多见的治疗方案，大部分情况下会首选手术治疗，而局部消融治疗可以部分替代手术切除，肝移植因为供肝紧缺及费用昂贵等特点无法被广泛应用。对于早期肝癌，手术切除的 5 年生存率已经达到 60% ～ 70%，如 2001 年上海中山医院报道的 1000 例小肝癌（＜ 5cm）的 5 年生存率为 64.8%。而对于病灶范围尚较局限的多发肿瘤或者大肝癌，有根治机会而进行手术切除者，其 5 年生存率也可达到 30% ～ 40%。而部分初诊即为中晚期或者局部晚期者，如两个半肝均有病灶、合并门静脉癌栓等，因其一期手术无法切除，行 TACE 治疗后肿瘤有望降期，获得手术切除的机会。

可根治切除的肝癌，术前的 TACE 治疗是否可以降低术后复发率、延长生存期呢？有学者认为术前 TACE 可以通过以下几方面达到降低复发、延长生存的目的：第一、术前 TACE 可以缩小肿瘤，降低手术切除难度；第二、术前 TACE 通过栓塞血管造成肿瘤坏死并降低术中肿瘤通过血管扩散的可能；第三、术前 TACE 有可能发现并治疗影像学未能发现的小病灶，从而调整手术策略，减少术后早期复发。然而，亦有人持反对意见，认为：第一、TACE 治疗并不能保证有效控制肿瘤进展，采取术前

TACE 存在术后肿瘤进展、扩散并丧失手术机会的风险；第二、TACE 可能造成肝脏局部缺血，在一定程度上造成肝功能损害；第三、可根治性切除多为早期肝癌，存在微转移病灶概率较低，恰当的手术切除方案可以达到根治的目的，且目前影像学发现小病灶的能力极高，术前 TACE 发现微转移灶方面并无明显优势。

早在 1989 年，就有日本学者分析了术前 TACE 在肝癌患者中的作用。其纳入 31 例术前接受 TACE 患者和 107 例仅接受手术切除的患者，总体复发率及长期生存率在两组间没有统计学差异。随后，还有更多的临床研究探索术前 TACE 在不同分期的肿瘤中的作用。

日本学者 Yamasaki S 等将可手术切除的小肝癌（2 ～ 5cm）患者随机分为术前 TACE 组和单纯手术组。接受术前 TACE 的患者，其 5 年无复发生存率和总生存率分别为 39.1% 和 62.7%，而单纯接受手术治疗的患者，5 年无复发生存率为 31.1% 和 61.7%，两组间无统计学差异。而在接受术前 TACE 的患者中，TACE 术后的肿瘤坏死比例对生存也无明显影响。我国的周伟平等则对术前 TACE 在可切除的大肝癌（肿瘤＞ 5cm）中的作用进行了前瞻性研究。在术前 TACE 组的患者中，有 5 例（9.6%）患者因肝外转移和肝功能衰竭失去手术机会。且接受了术前 TACE 的患者，其平均手术时间长于对照组的患者。其生存数据显示，术前 TACE 组的 1 年、3 年、5 年无复发生存率分别为 48.9%、25.5%、12.8%，对照组则为 39.2%、21.4%、8.9%，1 年、3 年、

5 年生存率则分别为 73.1%、40.4%、30.7% 和 69.6%、32.1%、21.1%，两组间亦没有统计学差异。

　　而对于可切除的晚期患者，如合并门静脉癌栓者采取 TACE 作为初始治疗方案亦不建议作为常规选择。Peng ZW 等的一项研究中，对于可切除的合并门静脉癌栓的患者，接受 TACE 治疗为初始治疗者的总体预后差于接受手术切除为初始治疗的患者。手术治疗和 TACE 治疗的患者 1 年、3 年、5 年生存率分别为 42.0%、14.1%、11.1% 和 37.8%、7.3%、0.5%。特别是在 I 型、II 型癌栓（门静脉尚局限于二级以上或门静脉一级分支，尚未累及门静脉主干），肿瘤单发，直径大于 5cm 的患者，手术切除的优势更加明显。而在接受 TACE 的 402 名患者中，仅有 31 名患者最终接受了手术切除，12 名接受了局部消融治疗。

　　因此，综合上述结果，笔者认为，TACE 不宜作为可根治性切除肝癌的首选治疗方案。术前经过血液学和影像学检查评估，考虑肿瘤可根治性切除，在患者一般情况及肝功能可耐受手术的情况下，应首选手术切除等根治性治疗方案。对于患者不愿意接受手术切除治疗，或者肝功能不足以耐受手术切除的患者，可考虑行 TACE 作为过渡治疗，但一旦有手术切除机会，应该积极手术治疗，争取根治。而对于多发肿瘤或者合并门静脉癌栓的患者，应该根据肿瘤位置、癌栓情况个体化考虑是否行TACE治疗。

（陈锦滨　整理）

34. TACE 在围手术期的合理应用

对于早期肝癌，手术切除是最常见的根治性治疗方案，部分早期肝癌患者亦可通过射频消融、肝移植等治疗方式得到根治。除抗病毒治疗以外，目前尚无明确有效的围手术期新辅助或辅助方案可进一步提高治疗效果。因此，对于早期肝癌患者，建议术后定期随访，必要时加用抗病毒治疗即可，不推荐术前或者术后 TACE 等辅助治疗方案。而对于中晚期肝癌，如肿瘤多发或合并门静脉癌栓者，手术切除效果并不理想，可考虑联合 TACE 治疗以进一步优化治疗策略。

对于明确可根治性切除的肝癌，多个临床研究均证实术前 TACE 无法提高疗效，且容易造成肝功能损害，延误手术时机。但对于肿瘤处于临界可切除状态者，术前 TACE 可能在缩小肿瘤、创造更好的手术条件方面发挥更大的作用。且对于 TACE 效果不同的患者，其二期手术切除后的总体生存情况亦可能有所不同。Harada T 等回顾性研究了术前 TACE 联合手术切除的作用，该研究中的 TACE 联合手术切除的患者生存率与单纯手术者无显著区别。但 TACE 术后肿瘤完全坏死的患者其预后更佳。Luo J 等则前瞻性比较了联合术前 TACE 和单纯手术切除的肝癌（肿瘤＞5cm 或多发肿瘤，但尚可手术切除）的治疗效果。其中 85 例患者直接行手术切除，83 例行 TACE 治疗。随访结果显示，两组的 1 年、3 年、5 年生存率分别为 70.6%、35.3%、23.9% 和 67.2%、26.0%、18.9%，两组间的患者其生存率无显著差异。然而，在 83 例接受 TACE 为初始治疗方案的患者中，有 29 例肿瘤反应良好。在这 29 例患者中，有 13 例接受了手术切除，其 1 年、3 年、5 年生存率分别为 92.3%、67.3% 和 50.5%，显著优于直接接受手术治疗的患者。尽管该研究主要结果显示，采用 TACE 或者手术作为初始治疗选择者在治疗效果上并无统计学差异，但其进一步分析提示：对于 TACE 反应良好的患者，术前 TACE 联合手术切除的治疗效果可能优于单纯手术切除。

而对于一些可切除的相对姑息的手术，如合并门静脉癌栓者，术前肿瘤存在微转移灶的可能性更高，则术前 TACE 可能在一定程度可以提高手术切除治疗效果。中山大学肿瘤防治中心 Zhang YF 等进行了一项前瞻性非随机的临床研究，探讨在合并门静脉癌栓的可手术切除的患者中，单纯手术切除与术前 TACE 联合手术切除的疗效差异。其结果显示，联合术前 TACE 的患者总生存率更高（$P=0.001$），其 1 年、3 年、5 年生存率则分别为 61.2%、31.7%、25.3%，而单纯手术切除的患者 1 年、3 年、5 年生存率则为 48.3%、18.7%、13.9%。并进一步根据癌栓类型进行亚组分析，术前癌栓在一级分支或者二级分支以上的患者，术前 TACE 仍然可以获益。而对于门静脉主干癌栓的患者，术前 TACE 对总生存期则无明显影响。

此外，笔者认为，对于术前有病灶性质诊断不明确，肿瘤包膜不完整、边界不清，术前一般情况或者肝功能较差不可耐受手术者，亦可考虑先行术前 TACE 治疗。

术后辅助性 TACE 可以在预防术后复发、改善肝癌患者生存情况方面起一定的作用，但应有选择地开展。早期小肝癌术后患者不建议行辅助性 TACE 治疗，而对于复发风险高的肝癌术后患者，如肿瘤多发、合并门静脉癌栓、合并脉管癌栓、肿瘤直径大于 8cm 者，可考虑行辅助性 TACE。但目前术后辅助性 TACE 的疗程数、不同疗程的间隔时间、TACE 所用化疗药物及其剂量，尚无统一的规范，主要依靠主诊医生主观判断。

总而言之，围手术期的 TACE 治疗不主张用于早期肝癌，而术前肿瘤分期相对较晚、复发风险较高的患者也应视肿瘤情况而按需进行，做到个体化精准治疗，不宜按时、按量进行。

参考文献

1. Peng ZW, Zhang YJ, Chen MS, et al.Radiofrequency ablation with or without transcatheter arterial chemoembolization in the treatment of hepatocellular carcinoma: a prospective randomized trial.J Clin Oncol, 2013, 31 (4) : 426-432.

2. Peng ZW, Zhang YJ, Liang HH, et al.Recurrent hepatocellular carcinoma treated with sequential transcatheter arterial chemoembolization and RF ablation versus RF ablation alone: a prospective randomized trial.Radiology, 2012, 262 (2) : 689-700.

3. Bholee AK Peng K, Zhou Z, et al.Radiofrequency ablation combined with transarterial chemoembolization versus hepatectomy for patients with hepatocellular carcinoma within Milan criteria: a retrospective case-control study.Clin Transl Oncol,

2017, 19 (7): 844-852.

4. Zhang YJ, Liang HH, Chen MS, et al.Hepatocellular carcinoma treated with radiofrequency ablation with or without ethanol injection: a prospective randomized trial. Radiology, 2007, 244 (2): 599-607.

（陈锦滨）

肝癌的灌注化疗

35. 肝动脉灌注化疗的临床应用与前景

传统认为系统性化疗效果不佳，但是近年来新型的化疗药如奥沙利铂、卡培他滨、吉西他滨的出现，给肝癌化疗带来了重大进展。大量 II 期临床研究证实了这些新型化疗药的有效性和安全性，表明联合用药优于单一用药。对于进展期肝癌，已有 III 期临床试验证明全身化疗用 FOLFOX（奥沙利铂＋亚叶酸钙＋氟尿嘧啶）优于传统的表阿霉素。TACE 是不能根治性切除的肝癌首选治疗手段，根据中华人民共和国国家卫生和计划生育委员会《原发性肝癌诊疗规范(2017年版)》，其可以用于 Ib～IIIb 期的患者。TACE 术可使肿瘤细胞坏死、消灭微小子灶及减少复发，但是术后肝功能的损伤、肝硬化的加重等问题不容忽视。随着 TACE 次数的增加，肝功能损害愈加明显。有研究认为，TACE 术后肝功能损伤是影响生存率的关键，经过多次 TACE 治疗后，许多患者出现肝功能恶化，肝硬化程度加重，逐渐出现肝衰竭症状。因此，在治疗的同时应尽可能地保护患者的肝功能，以期提高远期生存率。

肝动脉灌注化疗（hepatic artery infusion chemotherapy，HAIC）是将动脉导管置入到肿瘤供血动脉，通过动脉导管灌注化疗药物治疗肿瘤的方法。HAIC 相对于传统的系统化疗，其优势在于肿瘤局部高浓度化疗药物可以最大程度的发挥其抗肿瘤作用，低浓度的全身药物又最大限度的降低其不良发应。与 TACE 相比，HAIC 不采用栓塞剂，不会引起血管栓塞所导致的不良反应。目前，关于 TACE/HAIC 所用化疗药物的剂量、种类尚无统一标准。参照全身化疗用药的剂量，灌注化疗所采用的药物也不尽相同，各个中心可根据情况采用表阿霉素、卡铂、顺铂、洛铂、奥沙利铂、丝裂霉素及氟尿嘧啶等多种组合方式。

近年来，关于 HAIC 治疗肝癌的相关研究逐渐增多，并相继证实其在晚期肝癌治疗中的重要地位。中山大学肿瘤防治中心赵明教授创新地将"FOLFOX 肝动脉灌注化疗"方法应用于进展期肝癌治疗中，通过前瞻性多中心Ⅱ期临床试验（FOXAI）研究，证实该方案安全有效，患者可接受度高，治疗痛苦小并且可多次重复治疗。在 FOXAI 研究的基础上，继续深入探索比较了肝动脉灌注 FOLFOX 化疗和标准治疗索拉非尼的安全性和有效性。在治疗有效率、不良反应率、生存时间等方面进行了系统的比较，结果显示，在肿瘤负荷主要位于肝内的情况下肝动脉灌注

FOLFOX 化疗方法治疗反应率较索拉非尼高，生存时间可提高到 14.5 个月，优于索拉非尼，而不良反应率低于索拉非尼。目前该系列的Ⅲ期研究已经注册，有望进一步扭转肝癌对于化疗不敏感的传统观念。

晚期肝癌多合并门脉癌栓，有研究表明即使合并了门静脉主干癌栓，部分患者仍然可以从 TACE 治疗中获益。但是，考虑到 TACE 对于肝动脉的栓塞可能加重肝脏的缺血及胆道系统的损伤，对合并门脉癌栓（甚至是门静脉主干癌栓）的患者能否行 TACE 治疗，仍有不少争议。而 HAIC 则不存在这个方面的问题，没有栓塞血管的作用也减少了肝脏缺血及胆道系统缺血的风险，即使合并癌栓也可以重复多次的治疗。最近的研究发现，对伴有门静脉主干或主分支癌栓的肝癌患者，HAIC 导致的肿瘤缓解率可达 28% ～ 44%，关于 HAIC 治疗伴有门静脉癌栓的肝癌的安全性和有效性，已经积累了大量的临床证据。中国的肝癌治疗指南和日本肝病协会的指南均推荐可应用 HAIC 治疗伴有门静脉癌栓的肝癌。有些专家认为，TACE 的原理源自肝脏的双重供血，而对于有门静脉癌栓的患者，其门脉供血已经严重受损，再实施栓塞可能导致正常肝组织也出现缺血损伤，其弊大于利。在笔者中心一项大样本随机研究中，显示 TACE 治疗晚期肝癌的主要生存受益来自于动脉化疗而非动脉栓塞。最近，一项正在进行中的研究显示，与 TACE 相比，采用较大剂量的化疗药物的长时间肝动脉持续灌注治疗伴有门脉癌栓的肝癌的疗效更显著，而不良反应则更轻微。这些证据提示：HAIC 可能更适合用于治疗伴有门脉癌栓的肝癌。笔者中心郭荣平、石明教授的前期研究结果发现，即使是合并门静脉癌栓的患者，HAIC 的疾病控制率超过50%，接近 10% 的原本不可切除的肝癌患者经 HAIC 治疗后，肿瘤退缩获得手术切除的机会，部分患者术后病理结果提示完全缓解。这些研究充分说明，灌注化疗在肝癌治疗领域大有可为。

目前，HAIC 对于肝癌的治疗价值也逐渐被认可，其在肝癌新辅助治疗以及术后辅助治疗中作用的相关研究已经在开展，用药的方案也在不断更新，与靶向治疗、免疫治疗、放射性粒子的联用策略也在探索。怎样选择适合 HAIC 的获益人群、如何将HAIC 更好的融入肝癌多学科治疗模式等问题仍在不断地研究中。

（周仲国　整理）

36. 肝动脉灌注化疗与传统 TACE 的比较及不同适用人群

（1）肝动脉栓塞化疗与灌注化疗的比较

肝动脉栓塞化疗的治疗原理是通过肝动脉灌注化疗药和栓塞剂，是治疗晚期肝癌的常用手段。即便是对伴有门脉主干或主分支癌栓的肝癌患者，TACE 导致的肿瘤缓解率可达16.3% ～ 45%。与 TACE 不同，HAIC 的治疗原理是通过肝动脉长时间持续灌注大剂量化疗药而不应用栓塞剂。这也是治疗晚期肝癌的一种常用手段，特别是关于治疗伴有门静脉癌栓的肝癌也积累了大量的临床研究。在中国、日本和韩国肝病协会共识中，强烈推荐应用 HAIC 治疗晚期肝癌。

与 TACE 相比，HAIC 有如下优势：相比 TACE 一次性给药，HAIC 可持续数天，可显著增加化疗给药总剂量，满足高肿瘤负荷所需剂量；持续动脉灌注显著延长高浓度化疗药物的作用时间；不用任何栓塞剂，杜绝了栓塞综合症和异位栓塞等不良反应的发生，具有安全性和有效性；可对全肝肿瘤进行 HAIC 治疗。已有大量的 Ⅱ 期临床试验证明在进展期肝癌，HAIC 优于 TACE；不同浓度的 HAIC，高浓度的化疗优于低浓度的化疗。因此，针对肿瘤负荷较大的肝癌患者，HAIC 的疗效有可能优于 TACE。石明主持的一项多中心大样本前瞻随机对照研究，证明了 TACE 的疗效在更大程度上取决于动脉化疗而非动脉栓塞。所提出的优化 TACE 方案（三药联合化疗无栓塞颗粒）与传统方案（单药化疗加栓塞颗粒）方案相比，将患者的中位生存期延长了 7 个月，并减少了严重不良反应的发生，成果被最近的肝肿瘤介入国际专家共识采纳。该研究从理论上明确：加强动脉化疗可显著提高疗效。我们最近的一项前瞻队列研究显示：采用 FOLFOX 化疗方案的 HAIC 治疗大肝癌取得了 42% 的肿瘤反应率，而同期的 TACE 肿瘤反应率仅有 27%。不仅如此，与 TACE 相比，HAIC 的不良反应显著更轻微。我们的另一项前期研究显示，对于 TACE 后进展的大肝癌，改用 HAIC 治疗仍可取得较好疗效。

其中部分肿瘤显著缩小后，实施了根治性手术切除。此外，日本一个前瞻研究中，对于早期肝癌，对比 TACE，HAIC 能明显改善预后。上述前期研究提示：与 TACE 相比，采用 FOLFOX 化疗方案的 HAIC 治疗肝癌或具有更佳的有效性和安全性。

但是，对于血供丰富、有破裂风险或者已经破裂的肝癌患者，联合栓塞药物更能快速的达到控制或预防出血的积极作用。此外，仍有较多的学者认为 HAIC 只能提高肿瘤供血肝动脉的局部药物浓度，而经肝动脉灌注携带化疗药物的碘化油，更能促使化疗药物趋向性地进入肿瘤内血管缓慢释放而持续发挥作用。超液态碘化油能在肿瘤内停留超过 1 年以上，从而起到了持续化疗作用，有助于提高患者的生存率。

（2）两种方法的选择与合理应用

笔者认为，作为不可切除的肝癌的首选治疗方案，TACE 的地位毋容置疑，尤其对于血供丰富的肿瘤，其近期疗效确切。但如前所诉，栓塞药物的使用可能加重健侧肝脏的缺血或胆道损伤，以及异位栓塞的并发症风险，因此难以多次反复使用。

因此，对于可以直接手术的患者，不建议行术前 TACE，也尚无公认的研究结果证实新辅助 TACE 能改善患者预后，而新辅助 HAIC 的价值正在开展临床研究。根治术后的患者是否行 TACE 也有争议，国内很多中心对于合并高危因素（如镜下癌栓等）的患者行辅助性 TACE，发现可以显著延长复发时间改善预后，但是由于术后肝内无明确的肿瘤与供瘤血管，栓塞剂的使用价值及其潜在不良反应值得注意，在造影无肿瘤显影的情况下，辅助性 TACE 不建议超过 2 次。而 HAIC 在这类患者中的辅助治疗价值的临床研究也在开展中，尚无确切结论。

晚期肝癌的治疗无论是 TACE 或 HAIC 都可选择，合并大血管癌栓的患者在选择 TACE 治疗时候必须关注肝脏的血供及胆管缺血的风险，对于贴近肝包膜，肝癌有破裂风险的患者可以优先选择 TACE 治疗，并注意肝功能的维持。于 TACE 相比，HAIC 需要反复多次入院治疗，需要与患者充分沟通。诚然，无论是 TACE 或 HAIC 治疗，仅一种方案治疗晚期肝癌效果有待提高，在治疗的同时或序贯联合靶向治疗是更好的选择。

参考文献

1. Johnson PJ.Systemic chemotherapy of liver tumors.Semin Surg Oncol，2000，19 (2)：116-124.

2. Qin S，Bai Y，Lim HY，et al.Randomized，multicenter，open-label study of oxaliplatin plus fluorouracil/leucovorin versus doxorubicin as palliative chemotherapy in patients with advanced hepatocellular carcinoma from Asia.J Clin Oncol, 2013, 31 (28)：3501-3508.

3. Lau WY，Yu SC，Lai EC，et al.Transarterial chemoembolization for hepatocellular carcinoma.J Am Coll Surg，2006，202 (1)：155-168.

4. Lyu N，Lin Y，Kong Y，et al.FOXAI: a phase II trial evaluating the efficacy and safety of hepatic arterial infusion of oxaliplatin plus fluorouracil/leucovorin for

中国医学临床百家

advanced hepatocellular carcinoma.Gut, 2018, 67 (2): 395-396.

5. Ikeda M, Okusaka T, Furuse J, et al.A multi-institutional phase II trial of hepatic arterial infusion chemotherapy with cisplatin for advanced hepatocellular carcinoma with portal vein tumor thrombosis.Cancer Chemother Pharmacol, 2013, 72 (2): 463-470.

6. Lin CC, Hung CF, Chen WT, et al.Hepatic arterial infusion chemotherapy for advanced hepatocellular carcinoma with portal vein thrombosis: impact of early response to 4 weeks of treatment.Liver Cancer, 2015, 4 (4): 228-240.

7. Nouso K, Miyahara K, Uchida D, et al.Effect of hepatic arterial infusion chemotherapy of 5-fluorouracil and cisplatin for advanced hepatocellular carcinoma in the Nationwide Survey of Primary Liver Cancer in Japan.Br J Cancer, 2013, 109 (7): 1904-1907.

8. Song DS, Song MJ, Bae SH, et al.A comparative study between sorafenib and hepatic arterial infusion chemotherapy for advanced hepatocellular carcinoma with portal vein tumor thrombosis.J Gastroenterol, 2015, 50 (4): 445-454.

9. Kudo M, Matsui O, Izumi N, et al.JSH consensus-based clinical practice guidelines for the management of hepatocellular carcinoma: 2014 update by the Liver Cancer Study Group of Japan.Liver Cancer, 2014, 3 (3-4): 458-468.

10. Shi M, Lu LG, Fang WQ, et al.Roles played by chemolipiodolization and embolization in chemoembolization for hepatocellular carcinoma: single-blind, randomized trial.J Natl Cancer Inst, 2013, 105 (1): 59-68.

11. Luo J, Guo RP, Lai EC, et al.Transarterial chemoembolization for

unresectable hepatocellular carcinoma with portal vein tumor thrombosis: a prospective comparative study.Ann Surg Oncol, 2011, 18 (2): 413-420.

12. Tsai WL, Lai KH, Liang HL, et al.Hepatic arterial infusion chemotherapy for patients with huge unresectable hepatocellular carcinoma.PLoS One, 2014, 9 (5): e92784.

13. de Baere T, Arai Y, Lencioni R, et al.Treatment of liver tumors with lipiodol TACE: technical recommendations from experts opinion.Cardiovasc Intervent Radiol, 2016, 39 (3): 334-343.

14. Ishikawa T, Kubota T, Abe S, et al.Hepatic arterial infusion chemotherapy with cisplatin before radical local treatment of early hepatocellular carcinoma (JIS score 0/1) improves survival.Ann Oncol, 2014, 25 (7): 1379-1384.

15. Ye JZ, Chen JZ, Li ZH, et al.Efficacy of postoperative adjuvant transcatheter arterial chemoembolization in hepatocellular carcinoma patients with microvascular invasion.World J Gastroenterol, 2017, 23 (41): 7415-7424.

16. Sun JJ, Wang K, Zhang CZ, et al.Postoperative adjuvant transcatheter arterial chemoembolization after r0 hepatectomy improves outcomes of patients who have hepatocellular carcinoma with microvascular invasion.Ann Surg Oncol, 2016, 23 (4): 1344-1351.

（周仲国　整理）

肝癌的靶向药物治疗

37. 药物治疗的进步是肝癌疗效明显改善的希望

中国人口占全球的 1/5，但中国肝癌的发病率和死亡率都超过了全球的一半以上。并且中国的肝癌在发病原因、流行病学特征、分子生物学行为、临床表现和分期及治疗策略上与欧美国家都有所不同，是高度异质性的恶性肿瘤。在其治疗过程中，手术和其他的局部治疗（介入、射频、消融、放疗）起了很大的作用。对早期的患者通过手术切除、消融和肝移植，可以使相当一部分患者治愈。但肝癌有原发肝病背景、发病机制比较复杂、起病隐匿、进展迅速、早期诊断非常困难，因此，80%的患者首次诊断已经是中晚期，失去手术切除的机会。因此，系统治疗（药物治疗）有举足轻重的作用，也是改善患者预后极为关键的一环。

理论上，一方面，根治性手术、消融等局部治疗之后需要系统治疗作为辅助治疗，用于清扫癌细胞，防止复发、延长生存或提高局部治疗的疗效；另一方面，对于中晚期肝癌，特别是晚期肝癌，系统治疗是第一位的，对于改善生活质量、争取延长生存时间非常重要，不可或缺，因此更需要进行药物的创新与探索。近几年来系统治疗有了很重要的进步，其目标是减轻症状、改善生活质量、延长带瘤生存期。

系统治疗包含两个内涵：其一，控制基础肝病，包括肝炎、肝硬化、肝功能障碍和有关的并发症，通过抗病毒、护肝及其他对症治疗减少并发症发生；其二，抗肿瘤治疗，包含以下三个方面：

①以索拉非尼为代表的靶向治疗。索拉非尼于 2007 年被批准上市，之后的 10 年间各种靶向治疗临床研究相继失败，疗效停滞不前。直到瑞戈非尼二线治疗获得成功，才让肝癌有了标准二线治疗，但延长 3 个月的生存获益仍难以令人满意。2017 年 REFLECT 研究获得了阳性结果，提示乐伐替尼一线治疗晚期肝癌不亚于索拉非尼，且在 PFS、TTP、ORR 这些指标上存在明显的优越性。而且在Ⅲ期临床研究中，乐伐替尼对中国肝癌患者、HBV 相关肝癌的有效性明显优于索拉非尼，提示乐伐替尼特别适合于中国肝癌患者。其也已经进入我国肝癌指南一线药物之列。分子靶向药物包括索拉非尼、乐伐替尼，以及二线的瑞戈非尼等都将继续在肝癌的治疗中发挥重要的作用。

②系统化疗。系统化疗用于肝癌有很长的历史，过去大部分药物如阿霉素、顺铂、丝裂霉素等，其疗效有时被自身的毒

性抵消，同时，研究者对肝癌的复杂性认识不足，研究水平比较低下。因此过去的药物没有获得成功，直到以奥沙利铂为主的 FOLFOX4 方案一线治疗晚期肝癌的亚太区多中心临床研究（EACH 研究）在 2010 年获得阳性结果。2013 年该药获得 CFDA 批准。同时，日本、韩国甚至美国 NCCN 的指南也把包含奥沙利铂的系统化疗列入其中。

③免疫治疗。以往的免疫治疗包括干扰素、白介素、胸腺肽 α1 等，在肝癌的治疗中发挥了一定的作用，但是没有大规模随机对照临床试验，不能充分证明其能够改善生存。新的免疫治疗，特别是近年来 Check-point 抑制剂的问世彻底改变了以前的状况。2015 年，CheckMate040 研究奠定了 Nivolumab 这一 PD-1 单抗药物治疗晚期肝癌的进步，不管是一线治疗还是二线治疗，有无病毒感染，Nivolumab 都能发挥重要的治疗价值，客观有效性明显提高到 20% 左右，1 年和 2 年生存率也有明显的提高。2017 年 9 月该药已经被美国批准上市用于肝癌的二线治疗，目前在国内也已经上市，进一步的疗效仍在观察。免疫治疗的临床研究开展非常广泛，一线治疗、二线治疗、三线治疗，单药应用、联合应用，PD-1/PD-L1 抑制剂联合 CTLA-4 抑制剂，PD-1/PD-L1 抑制剂联合化疗、分子靶向治疗、抗血管生成剂、放疗、化疗、手术等都在研究中。

笔者认为，在精准医学时代，靶向药物已经成为肺癌、肠癌、乳腺癌等的有效治疗手段，即便对于晚期肿瘤也有极大的生存获益，但却在肝癌治疗中收效甚微。如何寻找肝癌切实有效的治疗靶点是迫切需要解决的关键问题，也是改善患者预后的重要突破口。多学科综合治疗模式依然是未来肝癌治疗的最佳路径，早诊早治，优化局部治疗策略，同时联合化疗、靶向治疗、免疫治疗能让患者得到最大程度的获益。系统性治疗的研究能够获得成功，是大幅改善患者生存的希望。新药物的进步也是改善患者预后的关键措施，不仅对于晚期肝癌，也期待进一步提升早中期肝癌患者的治疗效果。

参考文献

1. Bruix J, Qin S, Merle P, et al.Regorafenib for patients with hepatocellular carcinoma who progressed on sorafenib treatment (RESORCE)： a randomised, double-blind, placebo-controlled, phase 3 trial.Lancet, 2017, 389 (10064)： 56-66.

2. Kudo M, Finn RS, Qin S, et al.Lenvatinib versus sorafenib in first-line treatment of patients with unresectable hepatocellular carcinoma: a randomised phase 3 non-inferiority trial.Lancet, 2018, 391 (10126)： 1163-1173.

3. Qin S, Bai Y, Lim HY, et al.Randomized, multicenter, open-label study of oxaliplatin plus fluorouracil/leucovorin versus doxorubicin as palliative chemotherapy in patients with advanced hepatocellular carcinoma from Asia.J Clin Oncol, 2013, 31 (28)： 3501-3508.

4. El-Khoueiry AB, Sangro B, Yau T, et al.Nivolumab in patients with advanced hepatocellular carcinoma (CheckMate 040)： an open-label, non-comparative, phase

1/2 dose escalation and expansion trial.Lancet, 2017, 389 (10088): 2492-2502.

5. Sangro B, Gomez-Martin C, de la Mata M, et al.A clinical trial of CTLA-4 blockade with tremelimumab in patients with hepatocellular carcinoma and chronic hepatitis C.J Hepatol, 2013, 59 (1): 81-88.

6. Chen CL, Pan QZ, Zhao JJ, et aL.PD-L1 expression as a predictive biomarker for cytokine-induced killer cell immunotherapy in patients with hepatocellular carcinoma. Oncoimmunology, 2016, 5 (7): e1176653.

7. Chen CL, Pan QZ, Zhao JJ, et al.PD-L1 expression as a predictive biomarker for cytokine-induced killer cell immunotherapy in patients with hepatocellular carcinoma. Oncoimmunology, 2016, 5 (7): e1176653.

8. Yang HY, Sun LJ, Mao YL.Combination of tumor-associated regulatory T cell deletion and PD-1/PD-L1 blockade: A promising immunotherapy for hepatocellular carcinoma. Hepatobiliary Pancreat Dis Int, 2018, 17 (2): 93-94.

（周仲国　整理）

38. 肝癌靶向治疗仍缺乏明确疗效预测靶点

不同于肺癌、乳腺癌等其他癌肿，肝癌发生发展过程中涉及的基因及相关信号通路众多，且患者间个体差异较大，即使是同一患者的肿瘤也存在较高的异质性，难以明确关键驱动基因。因此，迄今为止，尚无明确可预测肝癌靶向药物治疗效果的分子或基因应用于临床。自 2007 年肝癌的首个靶向药物索拉非尼获批用于肝癌治疗，各国学者纷纷试图从不同角度寻找可预测其疗效的基因或分子改变。曾有学者报道 VETC 表达、ERK 基因磷酸化水平、miRNA 等会影响索拉非尼对肝癌患者的治疗效果，也有学者利用回顾性分析发现某些临床特征（如肿瘤低负荷、AFP 变化等）可以在某种程度上反映肝癌患者对索拉非尼治疗的反应，但由于以上报道多为单中心研究，缺乏对照组，且难以获得重复性结果，因此仍未能得到临床的广泛应用。在对索拉非尼疗效预测指标的研究中最为一致的认识是如果患者在接受索拉非尼治疗期间较早出现明显的手足皮肤反应，则可能预示该患者从索拉非尼治疗受益的机会较大。该指标的缺陷是不能在患者选择靶向药物治疗前就提前预测，因此未能改变目前肝癌靶向药物治疗较为盲目的被动局面。

继索拉非尼后，一系列作用于血管生成和（或）细胞增殖通道的小分子靶向药物在肝癌中也进行了探索和研究，遗憾的是，迄今为止获得阳性结果的药物仍是极少数。即使是取得了阳性结果的药物，如仑伐替尼、瑞格非尼等，在国际多中心临床研究中开展的生物标志物探索也未能找到其有力的疗效预测指标。仅雷莫芦单抗的扩大研究（REACH-2）中发现，该药物对于 AFP ≥ 400ng/ml 的患者疗效更为显著。作用于 PD-1/PD-L1 通路的靶向药物是近年来肿瘤学领域的研究热点，目前认为 PD-L1 高表达（阳性率＞ 1%），以及肿瘤突变负荷（TMB）、肿瘤新生抗原负荷（TNB）、*MMR* 基因突变及 MSI 稳定性、*POLE/POLD1* 基因突变等指标可部分预测患者从此类药物获益的可能性。然而在肝癌患者中的研究表明 PD-1 抑制剂的疗效与 PD-L1 表达无关，其他指标在肝癌患者中应用前景如何仍有待进一步研究。

综上所述，目前尚无明确可用于临床预测肝癌靶向药物疗效的可靠基因或生物标志物，医生应在临床实践中注意总结，并在伦理许可的情况下尽可能留取患者的血液或肿瘤样本，不断探求可用的指标，以取得最佳疗效。

（徐立　整理）

39. 索拉非尼治疗肝癌的成就与困境

索拉非尼在肝癌治疗历程中的重要成就毋庸置疑，其是首个在肝癌患者中经大规模国际多中心临床研究证实可延长患者生存期的系统性治疗药物，也是首个在肝癌患者中显示出疗效的分子靶向药物。索拉非尼敲开了肝癌系统治疗的大门，为全世界肝癌治疗和研究展现了广阔的新天地。在奠定索拉非尼治疗肝癌地位的两个大型研究（SHARP 研究和亚太 ORIENTAL 研究）中，尽管索拉非尼仅仅延长了晚期肝癌患者 2 个多月的生存期，然而，在东、西方患者中显示出几乎一致的死亡风险降低程度（HR 分别为 0.69 和 0.68），促使该药物迅速被全世界推荐为晚期肝癌的标准系统治疗方案。该药自 2007 年率先在美国获批，2008 年在中国上市，至今的 10 余年中，在各个学科专家的共同探索和努力下，积极的多学科联合治疗使得接受索拉非尼治疗的肝癌患者生存期得到更为显著的延长，中位生存时间已超过 2 年。索拉非尼专门针对中国大陆低收入患者设立的慈善援助项目（PAP-HCC），更是使数以 10 万计的肝癌患者及其家庭受益良多。

然而，索拉非尼作为肝癌领域第一个靶向药物，也存在着不容忽视的缺陷：缺乏疗效预测指标，客观反应率低，不良反应发生率高且持续时间较长，费用较高等。以上问题不仅限制了索拉非尼在患者中的长期应用，更导致了索拉非尼在符合适应证的中国患者中应用率偏低（＜20%）的现状。部分患者对索拉非尼原发性耐药。部分接受索拉非尼治疗后病情得到有效控制的患者，也可能在一段时间后面临继发性耐药。随着越来越多靶向药物涌现并取得阳性结果，索拉非尼在肝癌的一线治疗地位将受到威胁。然而，对于索拉非尼治疗后病情进展的患者，究竟需不需要更换或联合其他靶向药物？在什么时机更换或联合？更换或联合哪种药物更合适？这些都是临床医生需要面临和思考的问题。此外，一些不明来源的索拉非尼仿制药物流入市场，医生和患者难辨真假，难以对该药物的真正疗效进行客观评价。一方面可能影响医生的治疗决策和临床研究结果的可靠性；另一方面也会动摇患者的治疗信心，从而影响治疗的依从性，这也是目前索拉非尼治疗肝癌面临的很大困境。

（徐立 整理）

40. 如何合理序贯 / 联合应用不同靶向药物是未来肝癌治疗的难点和研究方向

除索拉非尼外，瑞格非尼（regorafenib）、PD-1 抗体 nivolumab、仑伐替尼（lenvatinib）等靶向药物先后在国内外获得批准用于肝癌的系统治疗，国产原研抗血管生成抑制剂阿帕替尼（apatinib）尽管尚未取得肝癌适应证，但在临床上也被广泛应用于肝癌患者。自此，索拉非尼在晚期肝癌一线治疗的垄断地位被终结，肝癌的系统治疗进入到多种选择的局面。再加上随着肝癌治疗理念的更新，靶向药物治疗的适应证不断扩大，除了晚期肝癌患者外，在中期肝癌患者中也得到广泛应用，尤其是在血管性介入及局部消融等的联合治疗方面，国内外学者进行了许多的临床探索和研究。然而，由于肝癌的靶向治疗药物目前尚缺乏可靠的疗效预测指标及明确的作用靶点，导致医生和患者对于药物的选择相对盲目，仅能凭借个人经验做出选择和推荐，对每个靶向药物各自的最佳适应人群界定缺乏高级别的循证医学依据。在此背景下甚至出现部分患者自行选择靶向药物，或随意换用、联合靶向药物的怪象，这一情况影响了肝癌系统性药物治疗的规范性，也大大增加了真实世界中医生对不同靶向药物治疗效果及不良反应观察和比较的难度。因此，基于临床的迫切需要，肝癌靶向药物治疗未来的研究方向不应只集中在对于新药的开发，而是应该更多地考虑如何更合理应用好现有的有效药物，例如：如何选择和甄别不同药物最适合的患者人群？如何联合不同作用机制的靶向药物（如抗血管生成联合免疫靶向治疗）？在联合用药的情况下，如何序贯或维持用药？药物选择的先后顺序如何确定？在何种情况下需要更换药物？对于不同肿瘤分期的患者而言，各种药物治疗的时间究竟需要维持多久？等。相对于新药开发巨大的经济和时间成本，对于现有靶向药物的应用策略的研究将更容易执行，也更具有临床指导意义。希望未来几年中，通过开展针对以上问题的前瞻性多中心研究，为规范肝癌靶向药物治疗提供更高级别的循证医学证据。

随着多个公司 PD-1/PD-L1 抗体药物的不断涌现，大大促进和丰富了肝癌药物治疗的选择。2018 年公布的几项免疫类靶向药物与抗血管生成靶向药物联合应用的初步研究在肝癌患者中显示出令人惊喜的疗效，被认为是未来肝癌药物治疗最有前途的组合。例如，阿特朱单抗（atezolizumab）联合贝伐单抗（bevacizumab）治疗肝癌的 Ib 期临床研究（NCT02715531）中，23 例可评估患者通过至少 16 周的随访，达到 ORR 为65%、DCR 为 96% 的疗效，70% 患者疾病控制达到 6 个月以上。该联合用药方案目前正在进行对比索拉非尼单药治疗晚期肝癌的国际多中心 III 期研究（NCT03434379）。此外，目前针对联合治疗方案开展的国际多中心研究还包括：仑伐替尼联合派姆单抗（pembrolizumab）治疗中晚期肝癌的单臂临床研究（NCT03006926），度伐鲁单抗（durvalumab）联合曲美母单抗（tremelimumab）或二者单独使用与索拉非尼单药对比的肝癌一线治疗 III 期临床研究（HIMALAYA 研究、NCT03298451）等。

（徐立　整理）

肝癌治疗的展望

41. 肝癌治疗的展望与挑战

根据最新的流行病学调查，我国仍是肝癌高发国家，发病率和死亡率在恶性肿瘤中分别排在第三位和第二位，每年发病约 46.6 万人，死亡 42.2 万人，发病和死亡人数均超过了全球的 50%。乙肝疫苗在新生儿中广泛接种将会在 40 年后大大降低肝癌的发病率，然而在最近几十年内，肝癌仍然是严重威胁我国人民健康的主要恶性肿瘤。

我国肝癌的总体 5 年生存率仅仅为 12%，其主要原因是大部分肝癌就诊时就已经是中晚期了，失去了接受手术切除的机会。因此，提高肝癌的整体治疗效果，早期诊断、早期治疗最为关键。肝癌如能早期发现，大多数都能接受根治性治疗，疗效最好！因此，必需高度重视正常人群的健康检查，特别是对有肝病背景的肝癌高危人群，每半年一次的健康检查至关重要。在我国，对有乙肝背景人群的定期健康检查应该纳入医保并制度化。

在肝癌的治疗方法中，外科手术切除是最常用的根治方法。外科技术的提高使得以往不能接受手术切除的肝癌患者有机会接受手术切除，从而获得根治性治疗。而且肝外科技术的普及也让不少基础医院医生能够开展肝癌的手术治疗。外科水平的提高也使得肝癌患者接受手术的死亡风险大大降低，已经有医疗中心进行肝切除术，达到零死亡的报道。

然而单一学科难以进一步提高肝癌的疗效，多学科综合治疗已经成为肿瘤治疗的发展趋势。所谓的肝癌多学科治疗，需要由肝癌诊治相关学科的医务人员，联合组成 MDT 团队，共同为患者提供最优的综合治疗方案。

全身药物治疗是整体提高中晚期肝癌治疗效果的重要因素。最近 1 年，肝癌的药物治疗从单一药物进入到百花齐放的局面，多个有效药物进入临床应用，抗血管生成靶向药物与免疫靶点药物的联合治疗研究显示出良好的前景。然而，肝癌的药物治疗总体仍不满意，有效率低且受到肝炎肝硬化的限制，其发展仍是任重道远。

总之，肝癌的治疗前景并不乐观，其治疗效果的提高，并非仅仅依靠临床一线医生，而是需要整个社会的高度重视和配合，对有肝病背景人群进行积极治疗和密切监护，达到肝癌的早期发现早期治疗，才能整体提高肝癌的治疗效果。

（陈敏山）

出版者后记
Postscript

　　科学技术文献出版社自 1973 年成立即开始出版医学图书，40 余年来，医学图书的内容和出版形式都发生了很大变化，这些无一不与医学的发展和进步相关。《中国医学临床百家》从 2016 年策划至今，感谢 600 余位权威专家对每本书、每个细节的精雕细琢，现已出版作品近百种。2018 年，丛书全面展开学科总主编制，由各个学科权威专家指导本学科相关出版工作，我们以饱满的热情迎来了《中国医学临床百家》丛书各个分卷的诞生，也期待着《中国医学临床百家》丛书的出版工作更加科学与规范。

　　近几年，中国的临床医学有了很大的发展，在国际医学领域也开始崭露头角。以北京天坛医院牵头的 CHANCE 研究成果改写美国脑血管病二级预防指南为标志，中国一批临床专家的科研成果正在走向世界。但是，这些权威临床专家的科研成果多数首先发表在国外期刊上，之后才在国内期刊、会议中展现。如果出版专著，又为多人合著，专家个人的观点和成果精华被稀释。为改变这种零落的展现方式，作为科技部所属的唯一一家出版机构，我们有责任为中国的临床医生提供一个系统展示临床研究成果的舞台。为此，我们策划出版了这套高端医学专著——《中国医学临床百家》丛书。

"百家"既指临床各学科的权威专家，也取百家争鸣之义。

丛书中每一本书阐述一种疾病的最新研究成果及专家观点，按年度持续出版，强调医学知识的权威性和时效性，以期细致、连续、全面展示我国临床医学的发展历程。与其他医学专著相比，本丛书具有出版周期短、持续性强、主题突出、内容精练、阅读体验佳等特点。在图书出版的同时，同步通过万方数据库等互联网平台进入全国的医院，让各级临床医师和医学科研人员通过数据库检索到专家观点，并能迅速在临床实践中得以应用。

在与作者沟通过程中，他们对丛书出版的高度认可给了我们坚定的信心。北京协和医院邱贵兴院士说"这个项目是出版界的创新……项目持续开展下去，对促进中国临床学科的发展能起到很大作用"。中国人民解放军第二军医大学孙颖浩校长表示"我鼓励我国的泌尿外科医生把自己的创新成果和宝贵的经验传播给国内同行，我期待本丛书的出版"；北京大学第一医院霍勇教授认为"百家丛书很有意义"。我们感谢这么多临床专家积极参与本丛书的写作，他们在深夜里的奋笔，感动着我们，鼓舞着我们，这是对本丛书的巨大支持，也是对我们出版工作的肯定，我们由衷地感谢作者的支持与付出！

在传统媒体与新兴媒体相融合的今天，打造好这套在互联网时代出版与传播的高端医学专著，为临床科研成果的快速转化服务，为中国临床医学的创新及临床医师诊疗水平的提升服务，我们一直在努力！

科学技术文献出版社

2018 年春